[illegible]管年齢も若返る！

血流改善ストレッチ

［監修］青山 剛　［編著］酒井 均　［医療監修］山本雅人

宝島社

はじめに

本書が発売になる数ヶ月前、私は時々やってくる胸の痛みに苦しんでいた。

出版社からの依頼で企画を考えたとき、私と同様に加齢や運動不足、誤った食習慣などから血流を損ねて、さまざまな疾患を抱えることになった人が多いに違いない。そうした人が健康を取り戻すための本を作りたい。そう思った。

六十代後半になって、加齢によって高まる健康不安の大きさに気付かされた私は、まず飲酒の習慣をやめることにした。生活習慣病のリスクを高める量の飲酒をしている人の割合は、男性が約15%。女性が10%ほどだという。

この危険な飲酒者の上位にあったに違いない飲酒量を突然断つことになったが、意外に簡単にやめることができた。きっと体の方がもうやめてほしいと悲鳴をあげていたのだろう。

飲酒は、同時に味の濃い料理が欲しくなるものだ。塩分、油が豊富な料理ほどお酒がすすむ。当然、その間違った食生活は、血圧を上昇させ、血管を痛めつける。

さらにそれに追い討ちをかけるのが運動不足だ。コロナ禍にあった年月、運動不足になった人はどのくらいいるのだろう。いや、運動不足にならなかった人の方が圧倒的に少ないに違いない。

テレワーク主体になり、通勤で行っていた最低限の運動である「駅や仕事場まで歩くこと」それさえ失ってしまった。健康のために通っていたスポーツ施設は、「密」を避けるために閉鎖。マスクをつけたままでは、苦しくてウォーキングもできない。運動を共に行っていた仲間とも疎遠になった。

こうした多くの人にも当てはまるに違いない経験は、私に心疾患をもたらした。では、その改善のために何をすれば良いか。すでに食生活の改善を図ったので、コロナ禍が落ち着いた今、行うべきはストレッチと有酸素運動だ。そこで、これまでの取材経験から、優れたパーソナルトレーナーである青山剛コーチに監修を依頼。この青山コーチから医療監修をしていただくことになった山本雅人先生を紹介いただいた。

本書は、心疾患治療のために山本先生が勤務される病院に入院中にも執筆を行い、ストレッチメソッドの撮影も、シニアでも可能なメニューになるよう私がモデルを担当した。

血流を改善すると、その効果は著しい。自律神経、更年期障害、冷え、めまい、腰痛、脳血管障害、心臓病などシニアが抱える様々な問題も、本書で紹介する「有酸素運動+筋トレ＋ストレッチ」がその改善に寄与するに違いない。そう信じて上梓する。

酒井 均

Part 1 運動は習慣化しないと続かない!

Part 2 ながらストレッチでいつでも柔軟!

Part 3 合間にストレッチでリフレッシュ!

装丁：坂本達也（株式会社元山）
イラスト：植木美江
本文デザイン・DTP：佐藤 修／株式会社ループスプロダクション

寝たきりの終末はいやだ！

「健康寿命と平均寿命」

長寿国とされる日本。でもいくら寿命が伸びても終末の十年間を、介護を受けないと日常生活が送れないような過ごし方はしたくない。

現在、日本人の自立して生活のできる健康寿命は、生存が予想される指標である平均寿命と比べて、十年ほど短い。つまり、この十年間は、要介護で、寝たきり状態も覚悟しなければならない。誰でも、そうした終末は避けたいに違いない。

必要なのは、自立して生活できる健康体に自分を保つこと。本書では、血流を良くすることが、健康を保つために必要不可欠であると紹介している。

昨今、筋トレがブームで、それ以前に健康作りの主体であった有酸素運動主体のエクササイズを、ダイエット目的の場合には効率が悪いとして、軽んじる傾向がある。

確かに筋力トレーニングは、高齢者にも必要だが、健康にフォーカスするのであれば、まず有酸素運動で血流を良くし、それを保つことが第一となる。

本書では、まず血流を改善するストレッチを習慣化する方法を紹介。さらに室内でできる筋トレを兼ねた有酸素運動を紹介している。体ができたところで、ウォーキングなどの有酸素運動を本格的に行おう！

ストレッチの習慣化

血流を良くし血管を若返らせる

Part1　11ページ～
Part2　23ページ～
Part3　43ページ～

↓

室内で有酸素筋トレ

動ける体を作る

Part5　77ページ～

↓

効率的な有酸素運動

効果的な有酸素運動を行う

Part6　99ページ～

血管が若返る秘密

老化した血管は、若返るのだろうか。

二年前に狭心症と診断された私は、胸が苦しくなる発作が起きると処方されたニトログリセリン舌下錠を服用していた。いざというときの神頼みに近いものだ。ほんの小さな錠剤を舌の下に置いて溶かすと、いつも必ず発作から解放されて心臓が楽になった。

このニトログリセリンの働きは、一酸化窒素を放出して血管を拡張し、発作を劇的に改善するというものだ。

この一酸化窒素は、実はもともと血管の内側の細胞である血管内皮細胞から分泌されている。

血管内皮細胞は、分泌する一酸化窒素によって、血管の筋肉を弛緩させて血管を拡張し、血圧をコントロールする役割を備えているのだ。

一酸化窒素の最も大切な働きは、動脈を拡張し、血液の流れを改善、そして血圧を安定させるというもの。

さらに、血管を保護する働きもある。血管を老化させる原因とされている動脈硬化の進行を抑え、さらに血小板が凝縮して血栓ができるのを防いでくれる。簡単に言うと、血管が詰まる原因を取り除く働きをしてくれ、血管の老化として問題になる課題を解決してくれるのだ。

この頼もしい一酸化窒素を分泌する血管内皮細胞、その衰えが血管を老化させている。これは加齢だけでなく、悪しき生活習慣も原因の一つと考えられる。

では、この血管内皮細胞を活性化させ、一酸化窒素をたくさん分泌させるにはどうしたら良いか。それが、血流の改善なのだ。

本書では、血流を改善するための様々なストレッチを紹介。ストレッチを習慣化する方法を提示している。まず、自宅でできる「ながらストレッチ」を毎日行おう。ここから、確実に血管の若返りがスタートする。

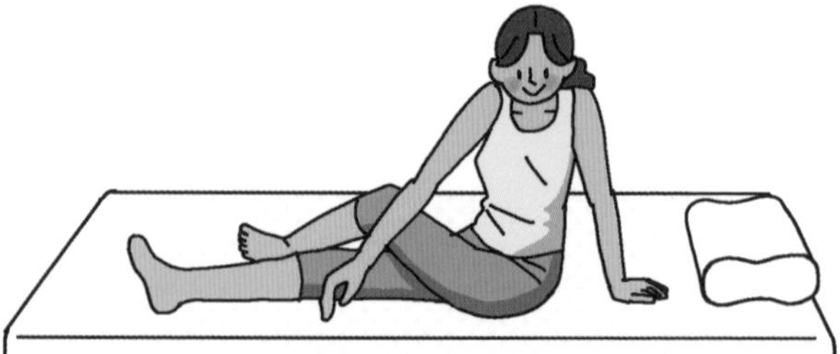

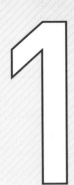

Part 1

運動は習慣化しないと続かない!

布団の上で毎朝ストレッチ

週に、2、3回運動するとよいという定説がある。トレーニングの教科書やスポーツジムのチラシなどにも必ずのように書いてある。運動と休養のバランスを考えると理想的ということになるが、これがなかなか、続かない。

特に感染症の流行で、しばらく運動施設が使えないというような決定的な環境要因があった場合は仕方がないが、**仕事や家庭でのささやかで、突発的な用件が続くだけでも運動計画は頓挫してしまう。**

運動して今の体形を何とかしたい、健康のために体重を落としたいと一念発起しても、なかなか計画通りに行かない。いつの間にか運動のノルマを忘れ、怠惰

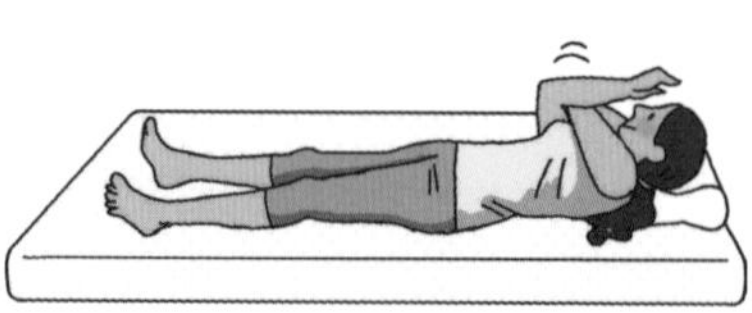

な日常に戻っていたという経験はないだろうか。

トレーニングの方法を紹介する本の筆者でありながら恥ずかしいが、私もこれまで、何度挫折を繰り返したことか。何とか継続的に運動を行いたいと大人のスイミングスクールに通ったこともある。先にランニングなどの大会に申し込んで、**それを目標にトレーニングをしようとしたことや、社会人の登山会に入会して、仲間と共通の目標を持つことで、モチベーションを維持しようとしたこともある。**

しかし、こうしたイベント型の目標は、何度か繰り返すと新鮮さがなくなるせいか、次第に意欲がさがり、何らかのささやかな環境要因で参加を見合わせているうちに、やめてしまっていた。、

そんな飽きやすい体質を恥じながらついにたどりついたのが、起き抜けのストレッチだ。起き抜けの猫がするように、伸びをすると理屈抜きに気持ちがいいので、これは続いている。

静的ストレッチ①

両手伸ばし

10秒

両手を頭の上で組んで、そのまま上に伸ばす
息を吐きながら気持ちよく伸びをしよう!
肩が硬い人や痛みのある人は、
万歳の形で伸びても大丈夫!

1 気持ちよく伸びをしよう!

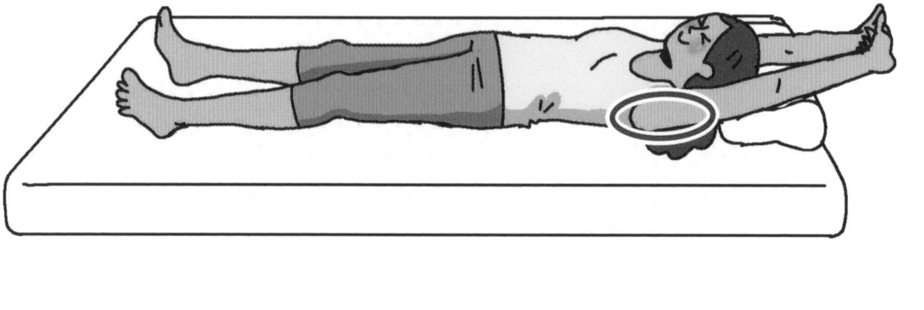

静的ストレッチ②

腕・肩伸ばし

左右それぞれ10秒

腕を胸の前でクロスさせ
抱えた腕を引き寄せながら腕と肩を伸ばす!
気持ちいいと感じられる強さで行うこと
息を吐きながら抱え込む!

1 左腕を右腕で抱え込む

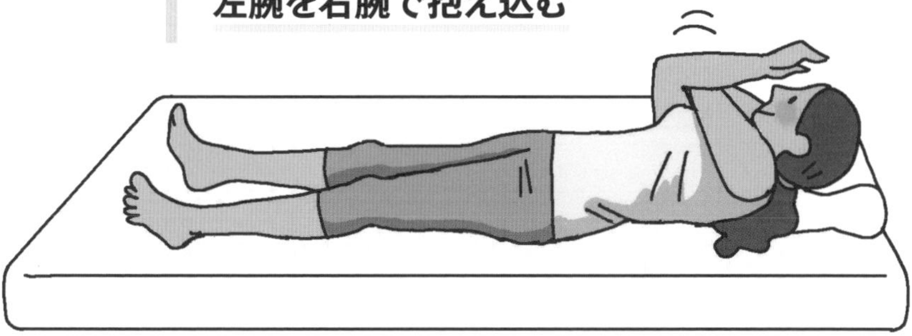

2 右腕を左腕で抱え込む

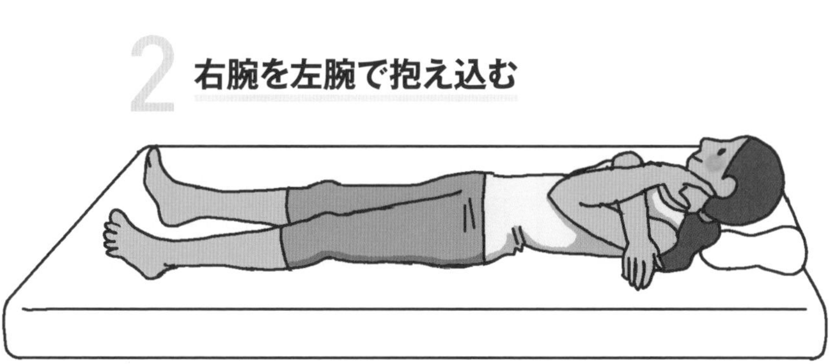

静的ストレッチ③

腰ヒネリ

左右それぞれ10秒

上半身を真っ直ぐに起こし、
片膝を立て、脚と逆の腕で膝を押しながらヒネる。
背中は丸めないようにすること。
腰と腹が同時に気持ちよく伸びていく！

1 **息を吐きながら、左膝を右腕で押す**

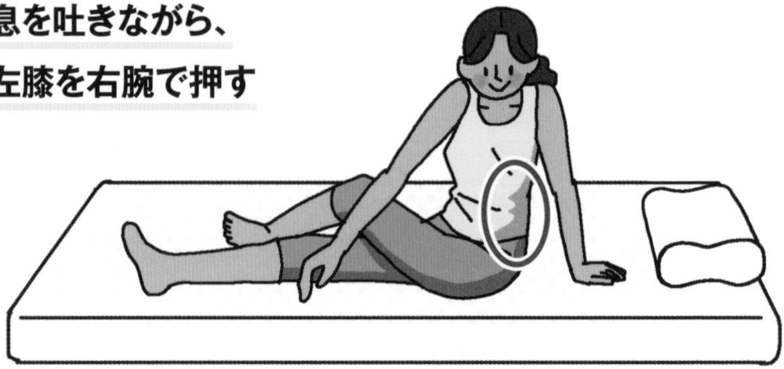

2 **息を吐きながら、右膝を左腕で押す**

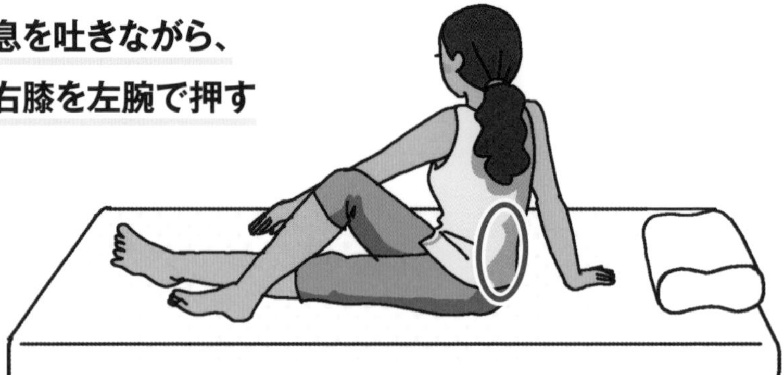

静的ストレッチ④

両膝倒し腰ヒネリ

左右交互に10回

両腕を左右に広げ、両膝を立てる。
息を吐きながら、左右に両膝を倒す。
肩をできるだけ浮かさないように！

1 仰《あお》向《む》けに寝て両腕を左右に広げ、両膝を揃えて立てる

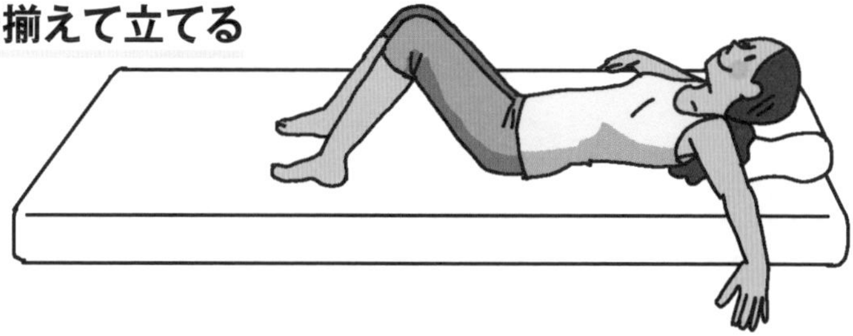

2 左肩を浮かさないように息を吐きながらゆっくりと両膝を右に倒す

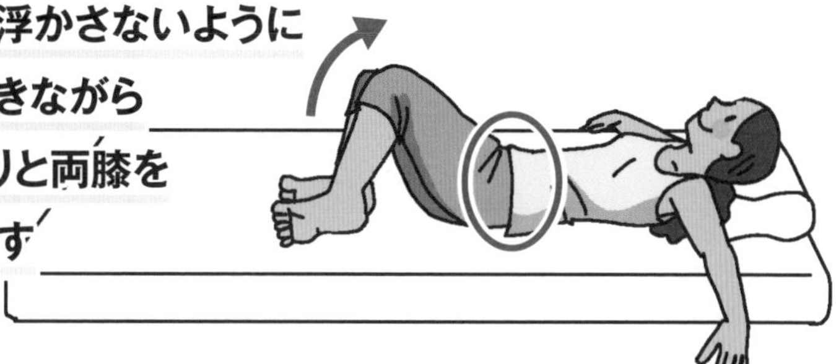

3 右肩を浮かさないように息を吐きながらゆっくりと両膝を左に倒す

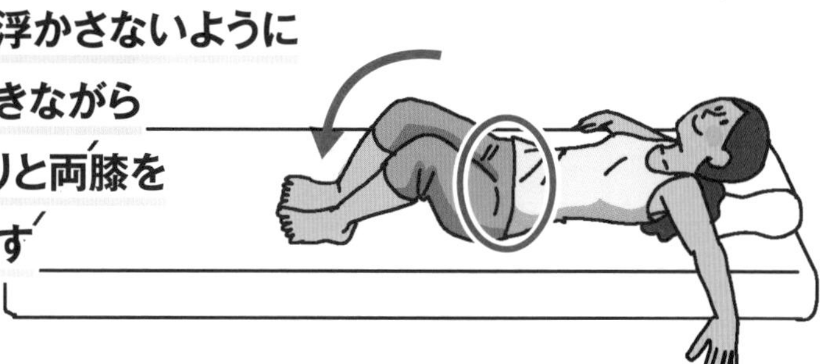

静的ストレッチ⑤

前モモ伸ばし

左右それぞれ10秒

片膝を立てて座り、同じ側の手を後ろについて体を支える。
脚と逆の手で膝を持ち股関節を開く。
脚を浮かせて開きながら引きつける。

1 **息を吐きながら、左膝を右手で引きつける**

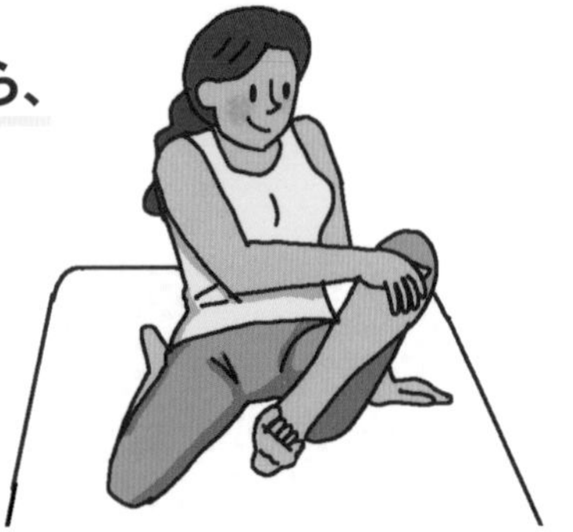

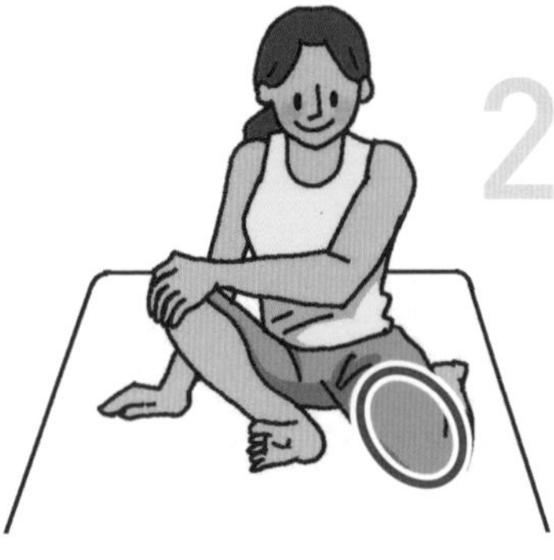

2 **左膝は浮かないように息を吐きながら、右膝を左腕で引きつける**

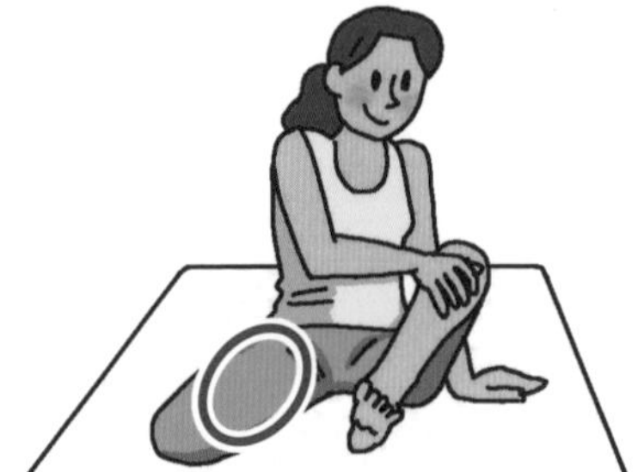

静的ストレッチと動的ストレッチ

●静的ストレッチとは

一般的にストレッチというと静的ストレッチのエクササイズを指す。

筋肉は、使えば硬くなるものと考えること。どんな運動や労働でも偏った筋肉の使い方をする。すると、筋肉の柔軟性も偏ってしまう。硬い部分と柔らかい部分がある状態で、弾みで柔らかい筋肉に合わせた動きをしてしまうと、硬い筋肉は傷ついてしまう。

また、硬い筋肉を庇う動きが関節に負担をかけ、関節に障害が発生することもある。静的ストレッチは、加齢と偏った使い方で硬くなり、バランスの崩れた筋肉の動きを正し、怪我をするリスクを減らしてくれる。

また、静的ストレッチを行うと「副交感神経」が優位になる。交感神経が優位な状態では、血管が引き締まり、血圧が上昇するが、副交感神経が優位になると、血管が拡張し、血流がよくなり、本書が目指す血管年齢の若返りにも効果がある。

●動的ストレッチとは

動的ストレッチは、筋肉の柔軟性を回復しながら同時に、動きを伴うエクササイズのことで、筋トレの効果も期待できる。例えば、夏休み恒例の「ラジオ体操」もまさに動的ストレッチだ。

無理なく筋肉にも刺激が入り、高齢者にとっても様々な恩恵がある。もう一度ラジオ体操を見直してみるのもよいかもしれない。

動的ストレッチ①
両膝上げ下げ

上下に20回

上半身を真っ直ぐに起こし、
両膝を曲げて座り、
呼吸を止めずに両膝を上下に動かし、
股関節内側を伸ばす

1 **両脚のつま先を両手で持ち
両膝を上下に動かす。
呼吸は止めないように**

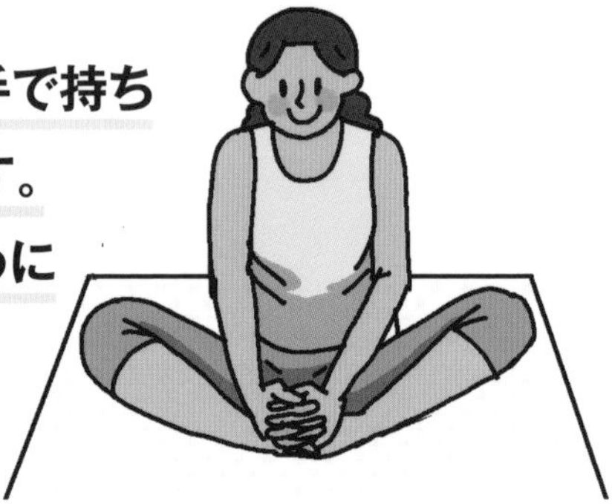

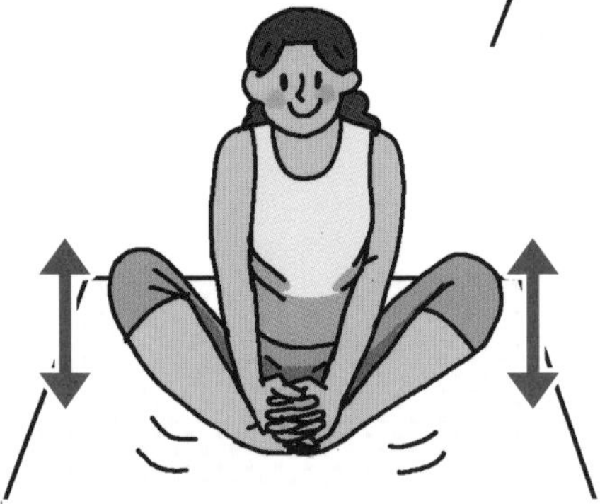

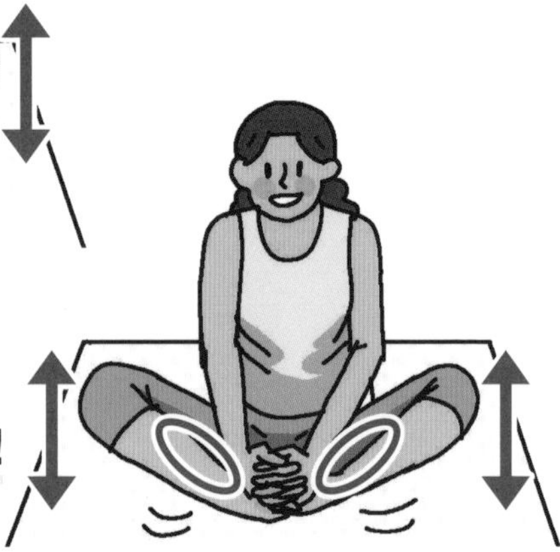

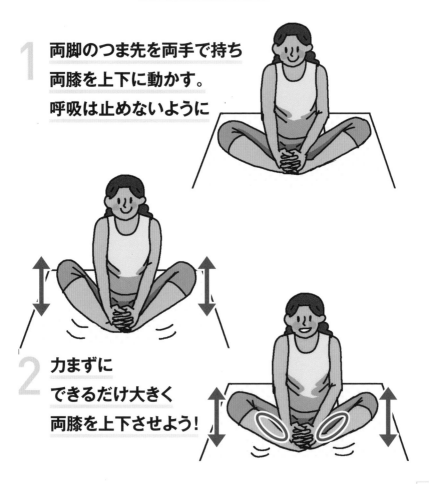

2 **力まずに
できるだけ大きく
両膝を上下させよう！**

動的ストレッチ②

キャット&ドッグ

上下に10回

両手、両膝を布団について
四つん這いの姿勢を作る。
息を吐きながら背中を丸め、肩甲骨を動かす
息を吸いながら背中を反らす。

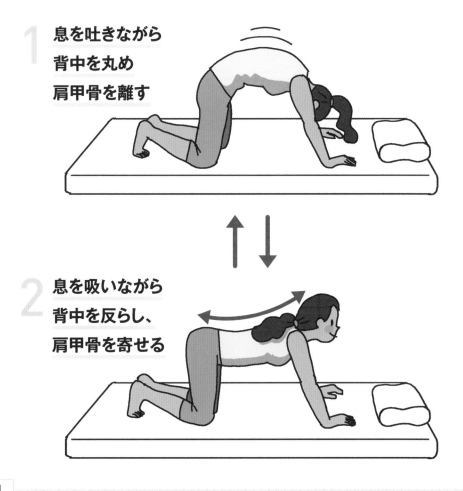

1 息を吐きながら
背中を丸め
肩甲骨を離す

2 息を吸いながら
背中を反らし、
肩甲骨を寄せる

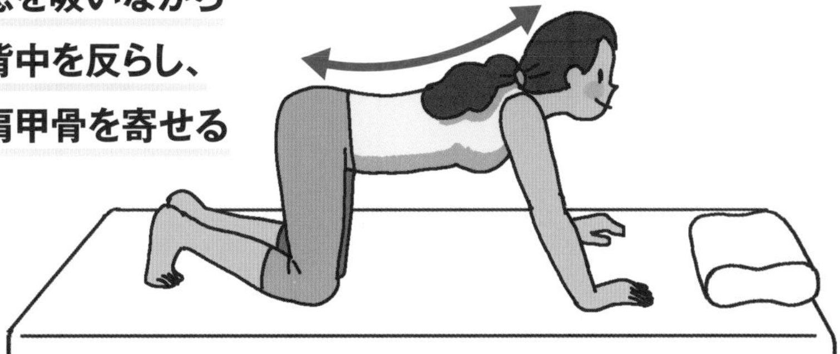

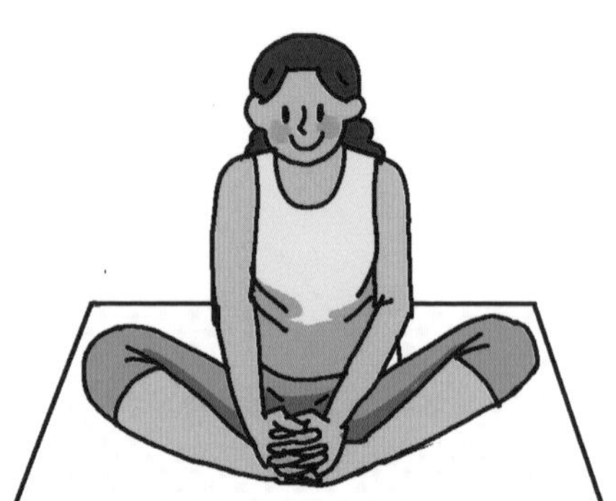

Part 2

ながら
ストレッチで
いつでも柔軟!

いつでもどこでも ストレッチ

これから運動を行うと意識する。さて、では運動の前に片付けておかなければならないことがある。気持ちを運動のために切り替えよう。動きやすい服に着替えてから始めよう。飲み物を用意しておこう。などなど、人はそれぞれ運動する前の儀式があるに違いない。

この準備にかかる時間をそのままストレッチにあててしまおう。着替える必要はないし、飲み物も終わってからでいい。わずかな時間なので、今やっていることを少しの間中断すればいい。

ストレッチを行うと、副交感神経が優位になり、血管が広がり血流が改善され

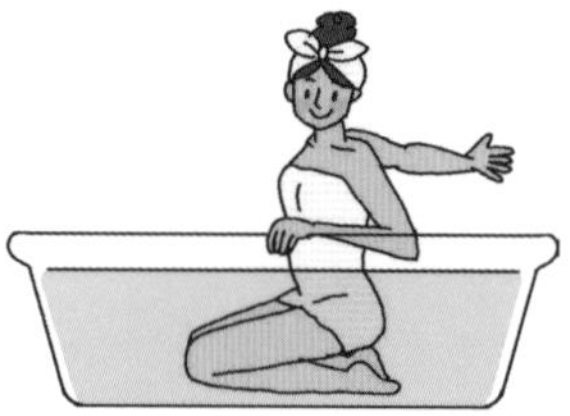

る。体と心がリラックスして、凝り固まった筋肉や思考がリフレッシュされる。何より気持ちよくなれるのだからやらない手はない。

ソファーでテレビを見ている時間も、お風呂に入っている時間もストレッチタイムにしてしまおう。筋トレと違って、この部位は朝やったから、やめておこうなどと考える必要はない。何度やっても構わないのだ。無理なく、気持ちのいい範囲であれば、ストレッチに回数制限はない。

逆に生真面目に、前回よりもさらに伸ばして柔軟性を高めないといけないという考えは捨てること。生真面目にやり切ろうとすると、オーバーストレッチになったり、筋肉を痛めてしまうことがある。いいかげんでいいのだ。

とにかく、日常に気持ちよく体と対話する時間を作ってほしい。長年働いてくれた体に感謝の気持ちを伝えよう。ストレッチで。

お風呂でストレッチ①

背中伸ばし

左右それぞれ10秒

湯船に座ったまま、片方の手首を逆の手で持って引っ張り、
背中を真っ直ぐにしたままで前に伸ばす。
さらに持った手の側の斜め前に引きながら、
さらに背中を伸ばす。逆側も同様。

1 **手首を逆の手で持って**
前に引っ張り
背中を伸ばす

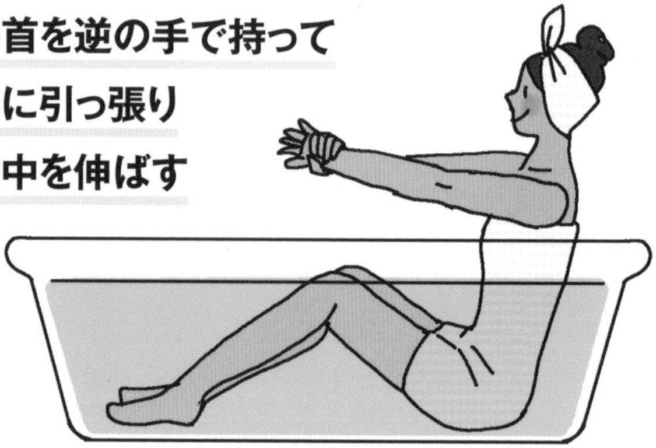

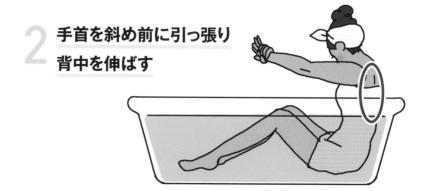

2 **手首を斜め前に引っ張り**
背中を伸ばす

お風呂でストレッチ②

胸筋伸ばし

左右それぞれ10秒

湯船の中でまず正座をしよう。
片手を湯船の縁に置き、
壁側の手を壁にそって後ろに伸ばす。
その状態から壁と逆側に上半身を捻る。

1 湯船の中で正座をし
壁に片手をつく

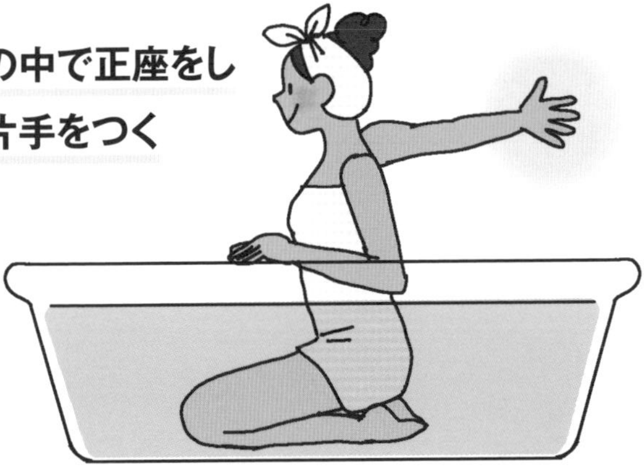

2 上半身を壁と
反対側に捻り
胸の筋肉を伸ばす

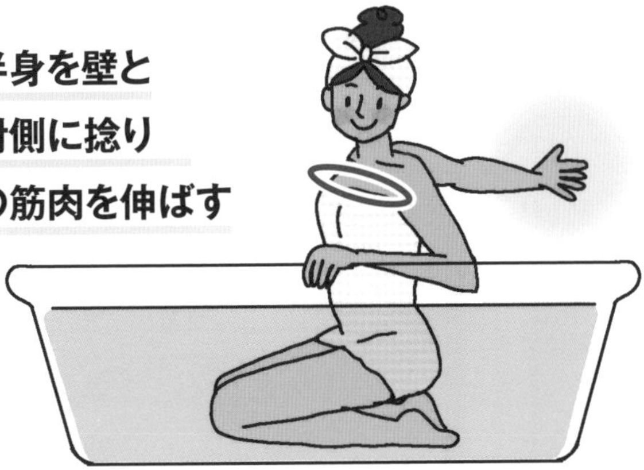

お風呂でストレッチ③

お尻の筋肉伸ばし

左右それぞれ10秒

湯船に座ったまま、両手を体の後ろにつき、
上半身は真っ直ぐのまま、片脚を上げて
逆側の脚の上に乗せる。
そのまま組んだ脚を体に引きつけてお尻を伸ばす。

1 湯船の中で両手を後ろについて片脚を上げて脚を組み、上半身を立てる。

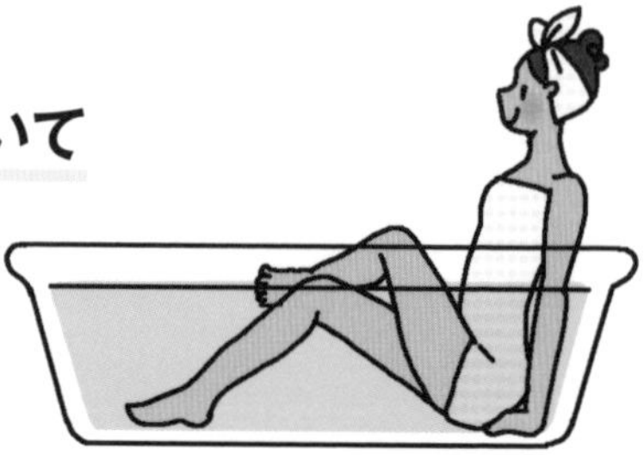

2 組んだ脚を上半身に引きつけてお尻の筋肉を伸ばす

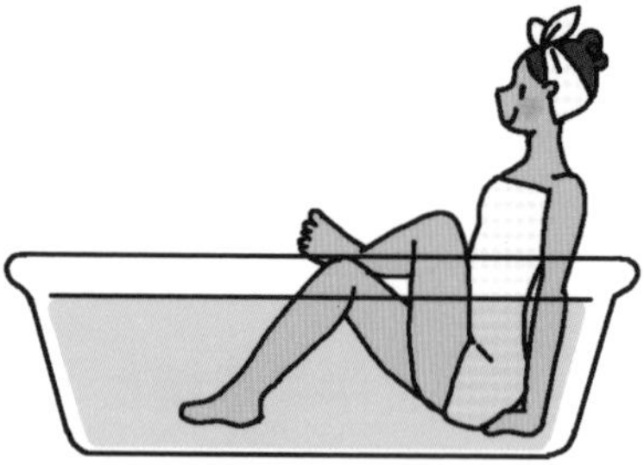

3 さらに脚を持って引きつける

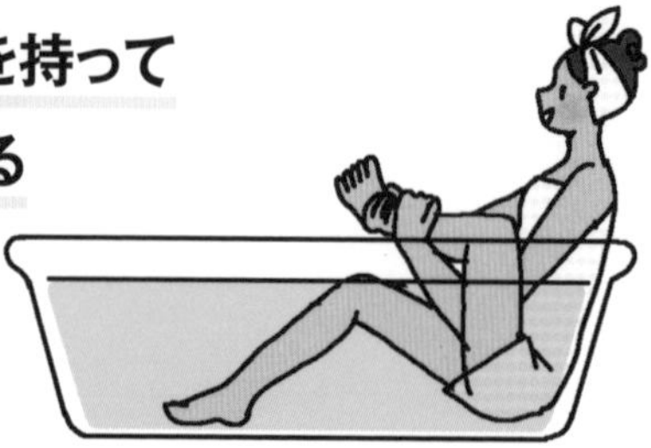

お風呂でストレッチ④

太モモの前伸ばし

左右それぞれ10秒

湯船の中で片脚を折り曲げ
腿《もも》の前面の筋肉を伸ばす。折り曲げた脚の足首を持ち
お尻に引きつけながら伸ばす。さらに上半身を
折り曲げた脚と逆側に捻り伸ばす。

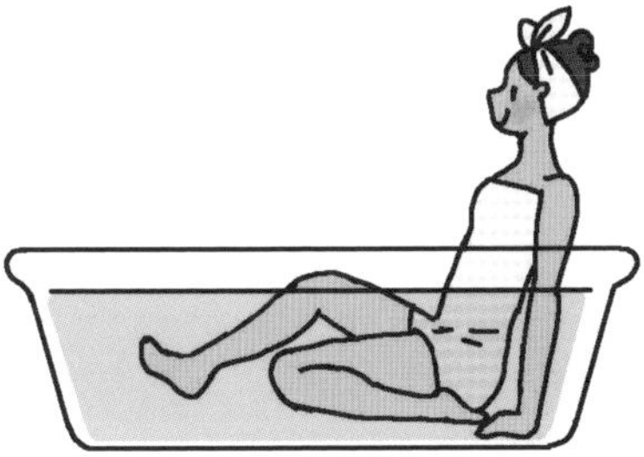

1 湯船の中で
片脚を折り曲げ
腿《もも》の前面を伸ばす

2 曲げた脚の足首を持ち
お尻に引きつけてさらに伸ばす

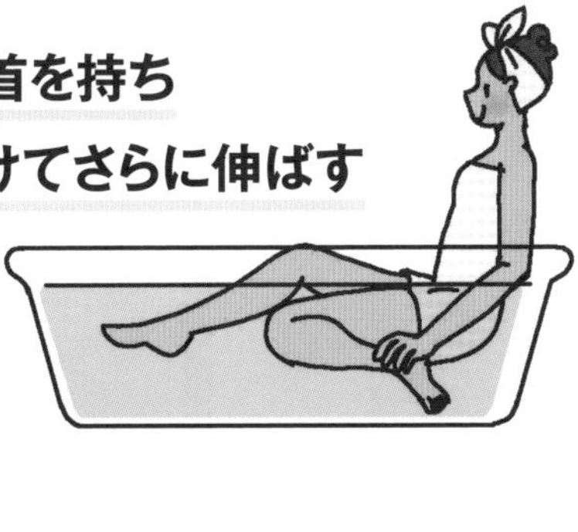

3 上半身を折り曲げた脚の
逆側に捻り、
さらに伸ばす

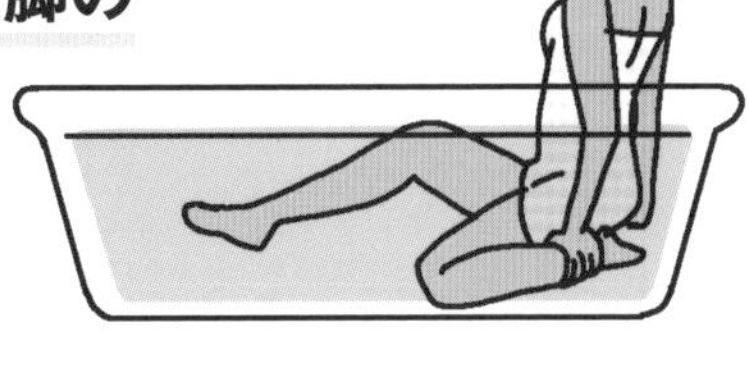

お風呂でストレッチ⑤

太モモ裏伸ばし

左右それぞれ10秒

湯船に座ったまま、両手で片足をつかむ。
つかまれた脚を蹴り出すように前に伸ばす。
上半身は真っ直ぐのまま、無理のない範囲で
気持ちよく伸ばしていく。

1 **湯船の中で両手で足をつかむ**

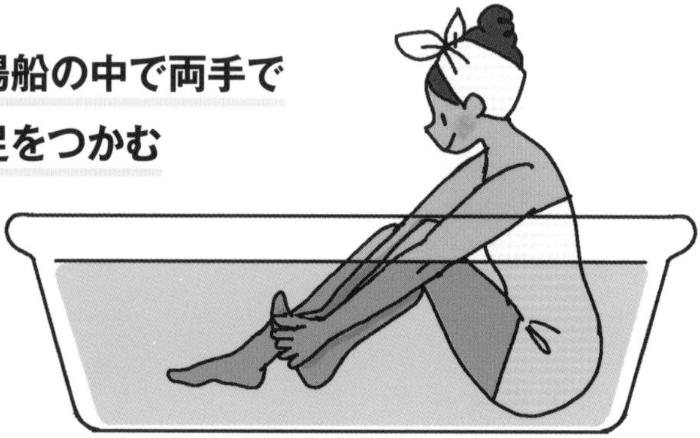

2 **つかまれた足を前に蹴り出すように太モモの裏を伸ばしていく**

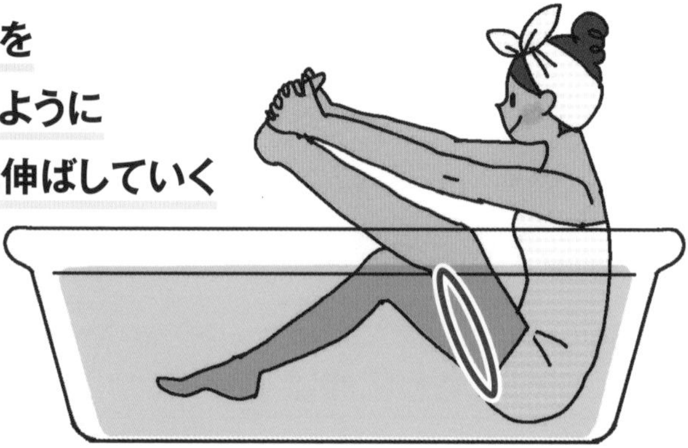

COLUMN

お風呂ではストレッチ効果が高まる！入浴前には水分補給を！

●お風呂でのストレッチ効果

温かいお湯に浸かることで、筋肉は温まり、それだけで柔軟性が高まる。より楽にストレッチ効果を感じることになり血液の循環が促進される。

寒い冬期ばかりでなく、夏も長時間クーラーの冷気にさらされることで、筋肉や関節はこわばり、血行が悪くなっている。どうしても、冷たい飲み物も飲みすぎてしまうので、内臓も冷えてしまい、食欲も減退。夏バテは、外気の暑さよりも、体の内部の冷えが原因となっている場合が多い。

入浴による血行促進効果は、ストレッチを行うことでさらに高まり、弱った内臓をも血流の改善により元気にしてくれる。

●夏バテ防止や入浴時の水分補給に白湯を飲む

白湯《さゆ》とは、熱湯をそのまま自然に常温にしたもの。沸騰した熱湯を湯呑みに注いで、そのままにしておけば白湯になる。冷たい飲み物を飲むと体温は急激に下がるが、胃腸には負担になることもある。白湯は、内臓を急激に冷やすことがないので体に優しく水分補給ができる。

入浴で体を外側から温める際にも、入浴前に冷たい水の代わりに内臓を冷やさない白湯を飲むことで血流を良くし、発汗作用も高めるので新陳代謝が促進される。

ソファーでストレッチ①

足首回し

左右回しそれぞれの脚で10回

座ったまま足首を持ち、もう一方の手の指を足の指の間に差し入れる。入りづらい場合は無理をせずに少しずつ指の間を広げるようにする。外《がい》反《はん》母《ぼ》趾《し》の改善にも効果がある。

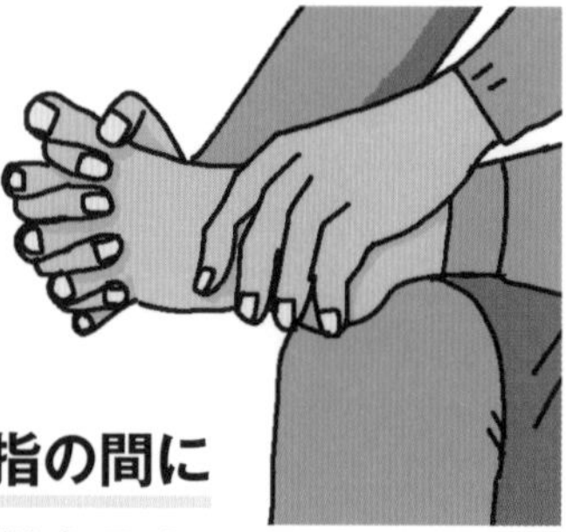

1 **足の指の間に手の指を入れる**

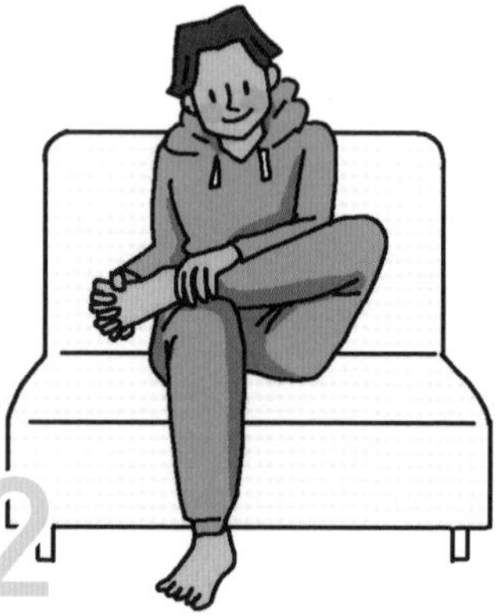

2 **同じ側の手で足首を持つ**

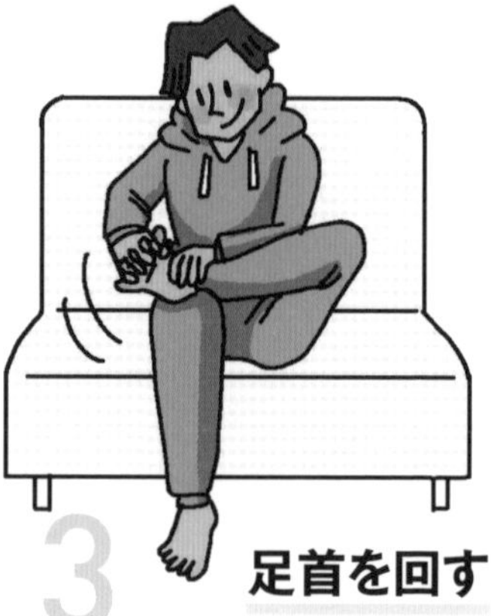

3 **足首を回す**

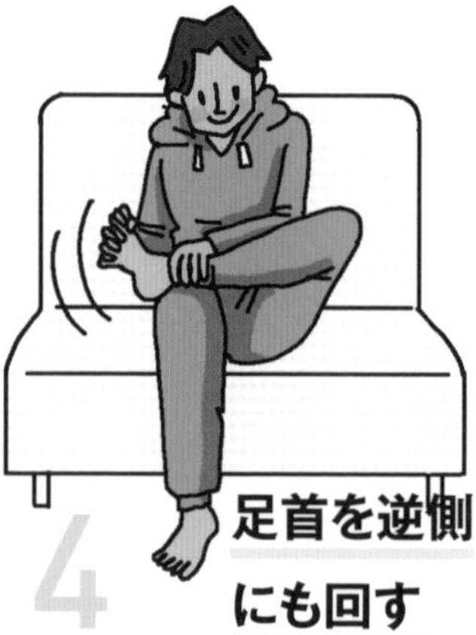

4 **足首を逆側にも回す**

ソファーでストレッチ②

背中伸ばし

左右それぞれ10秒

ソファーに座ったまま、カカトを同じ側の
手で持つ。背中を伸ばしながら、
無理のない範囲で脚を蹴り出すように伸ばす。
可能であれば脚を真っ直ぐに蹴り出す。

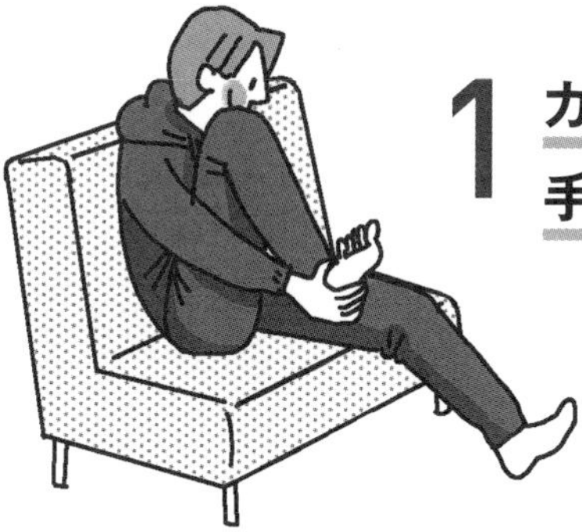

1 カカトを同じ側の手で持つ

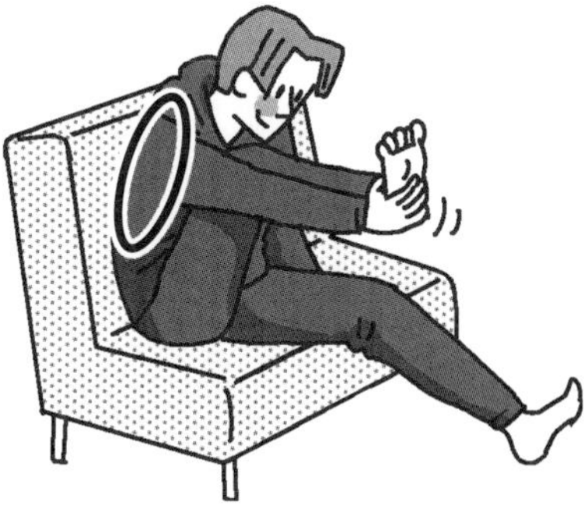

2 脚を蹴り出すようにして、背中を伸ばす

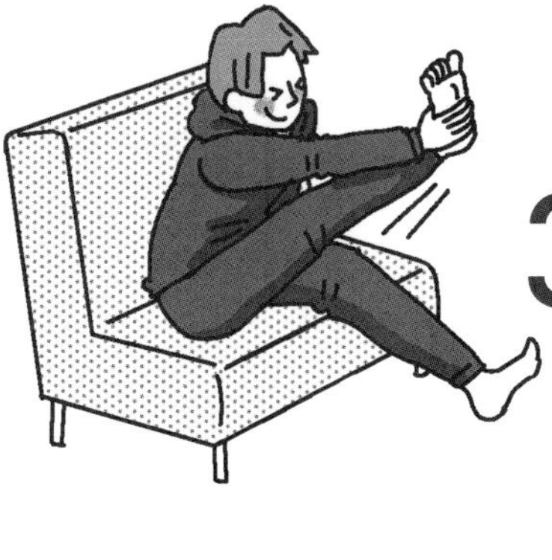

3 可能であれば真っ直ぐまで蹴り出す。無理はしない

ソファーでストレッチ③

お尻伸ばし

左右それぞれ10秒

ソファーに座って、片方の脚の上に
もう一方の脚を乗せる。
乗せた脚を同じ側の腕で抱えるようにして
背中を伸ばす。

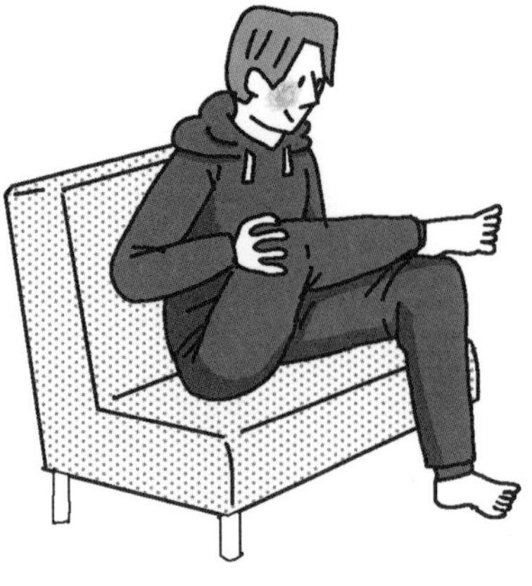

1 **片脚の上にもう一方の脚を上げる**

2 **上げた脚を同じ側の腕で抱えるようにしてお尻を伸ばす**

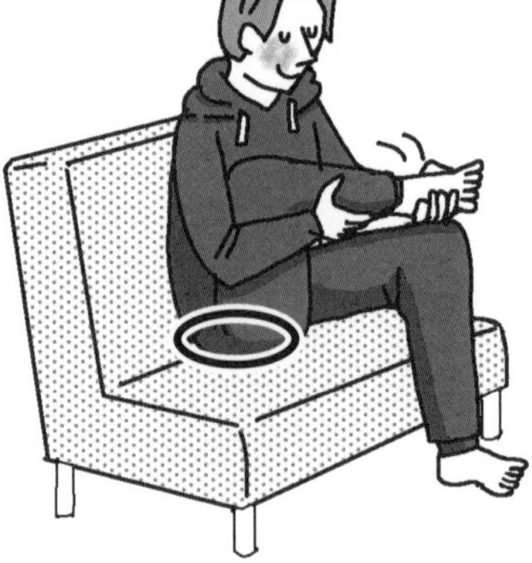

ソファーでストレッチ④

胸お尻伸ばし

左右それぞれ10秒

ソファーに座って、片方の脚の上に
もう一方の脚を乗せ背中を真っ直ぐに。
両手を後ろについて胸を伸ばす。

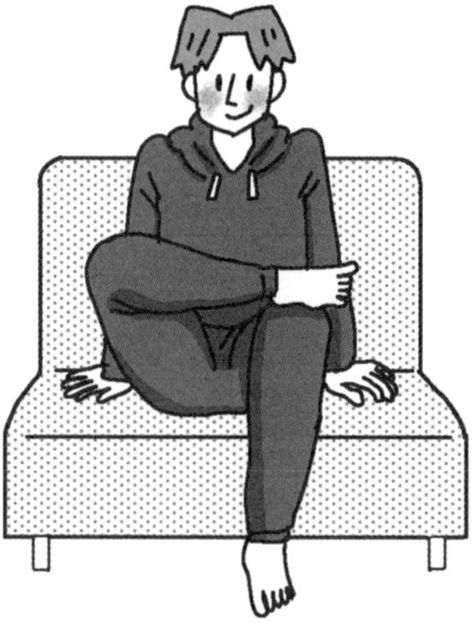

1

片脚の上に
もう一方の脚を乗せ、
両手を後ろにつく

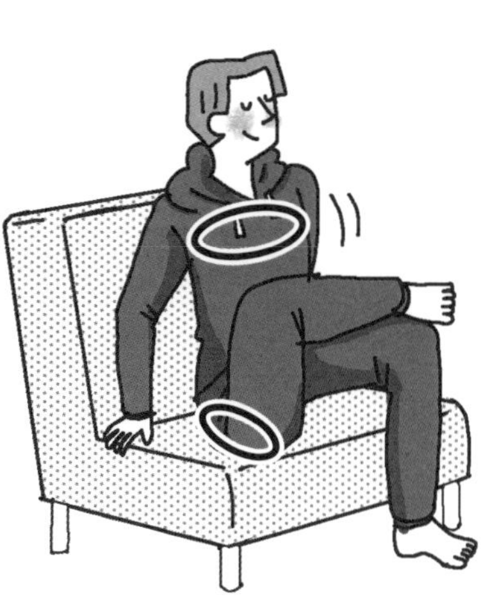

2

両腕を伸ばしながら、
胸を伸ばす

ソファーでストレッチ⑤

腰捻り

左右それぞれ10秒

ソファーに座って、片方の脚の上に
もう一方の脚を乗せる。
乗せた脚を逆側の肘で押し上体を捻る

1

上げた脚に
逆側の腕を乗せ、
肘で膝を押すように
上体を捻る

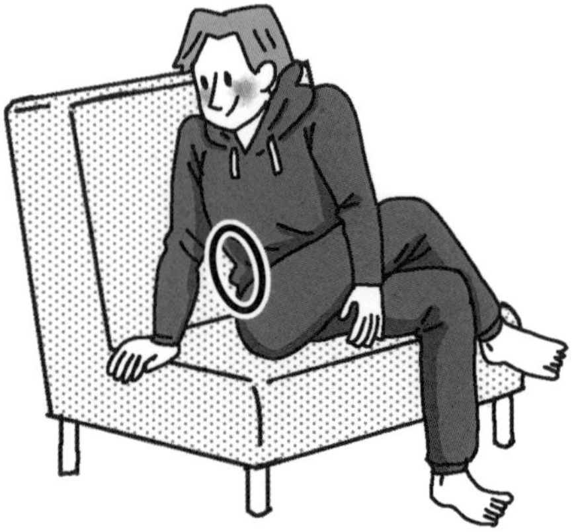

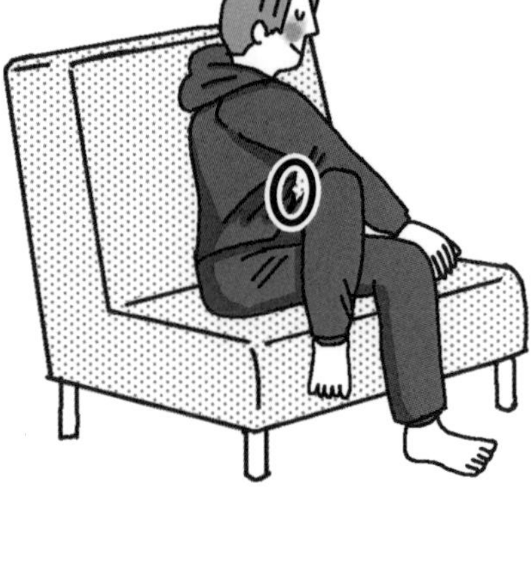

2

逆側も
同じように行う

COLUMN

腰痛とストレッチ

●ストレッチは腰痛予防に効果があるのか

一度ひどいギックリ腰を起こし、その後も数年毎にギックリ腰を繰り返す人は少なくない。筆者もその一人だ。

しかし、ギックリ腰の予防にストレッチが効果的であるということを知ってから、日頃のストレッチの効果で、不用意にギックリ腰を起こしても、それほどひどくならず二、三日で回復する。これもストレッチ効果に違いないと思うが、それを検証してみたことがある。

ストレッチを完全にやめてみたのだ。そして半年。強烈なギックリ腰による腰痛を発症。初回に近い酷さで、坐骨神経痛まで引き起こし、その痛みで満足に眠ることもできない。寝返りも打てない状態になった。回復には二ヶ月を要し、きつい腰痛コルセットと痛み止めを手放せなかった。

ストレッチを休止した半年間は、古武術の稽古やスポーツなどで体はいつも通り動かしていた。運動不足が原因ではない。

古武術の先生の中には、昔の武士がそうであったように、武術家にストレッチや筋トレは必要ないと豪語する人がいる。完全な間違いだ。

ストレッチは、偏った動きになる力仕事や運動などでバランスの崩れた筋肉群を整える効果がある。整え柔軟性を高めることで筋肉や周辺組織に十分な血液を送り込み、栄養や酸素を供給し、傷ついた箇所を修復することができるのだ。

またストレッチは、関節の可動域を広げ、動きをスムーズにするため、腰痛などの故障の原因となる偏った動きでの特定箇所への負担を減らしてくれるのだ。

お風呂でのながらストレッチ組み合わせ

お風呂は、
最高のストレッチタイム!

順番を決め、お風呂に入ったら必ずストレッチを行う習慣を!

1

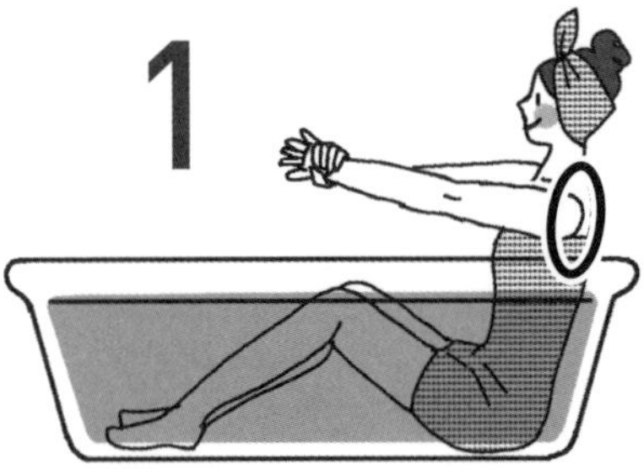

湯船に座ったまま、一方の手首を持ち背中を伸ばす

2

壁に手をついて胸を伸ばす(左右)

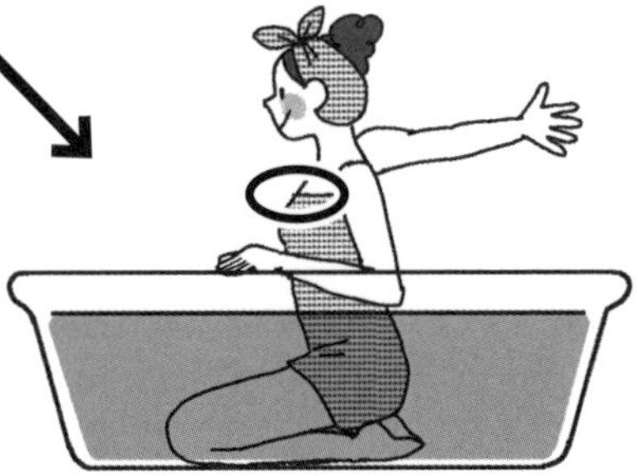

3

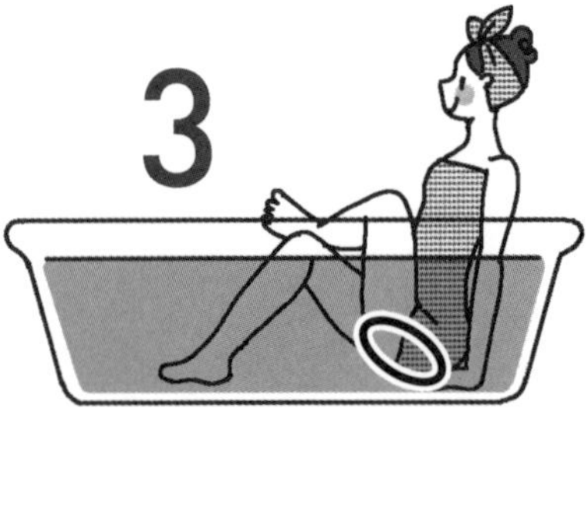

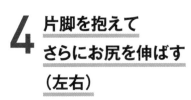

片脚をもう一方の上にのせお尻を伸ばす(左右)

4

片脚を抱えてさらにお尻を伸ばす(左右)

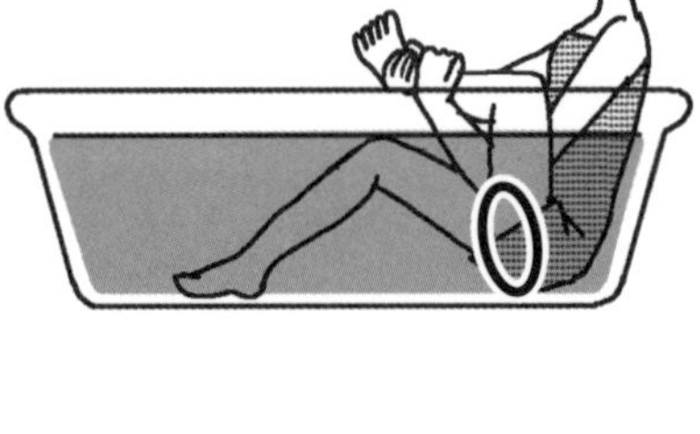

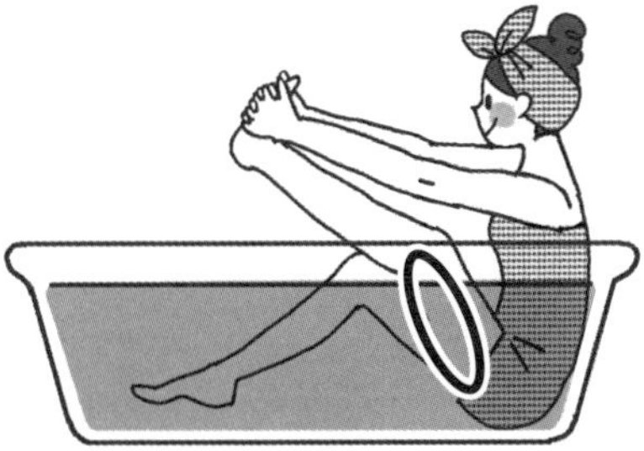

8 両手で片脚を持ったまま脚を伸ばし、腿裏を伸ばす（左右）

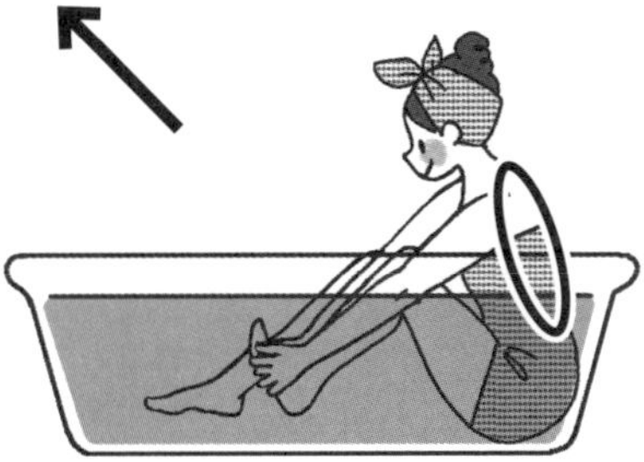

7 両手で片脚を持ち背中を伸ばす（左右）

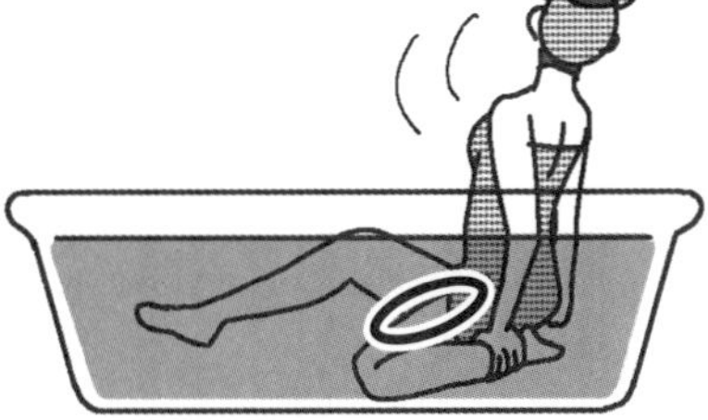

6 上体を捻り、さらに前腿を伸ばす（左右）

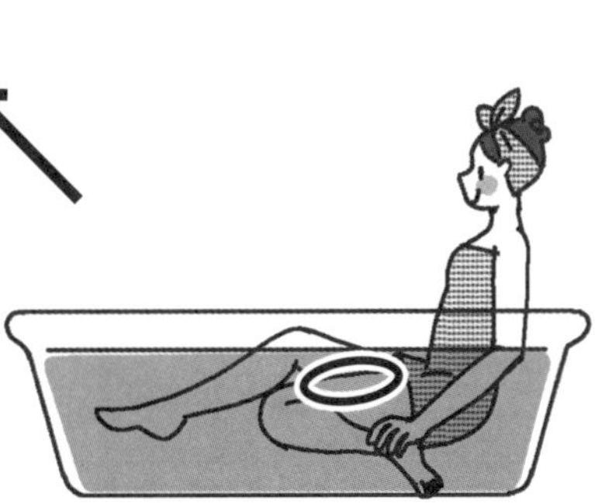

5 片脚を折曲げ前腿を伸ばす（左右）

ソファーに座ってのストレッチ組み合わせ

テレビを見ながら、ストレッチタイム！

テレビを見ながらストレッチ！　時間を有効に使って体をケア！

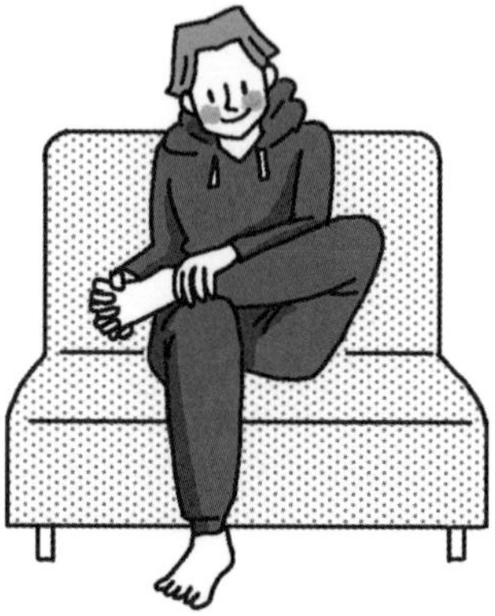

1 足の指に手の指を差し込んで回す（左右）

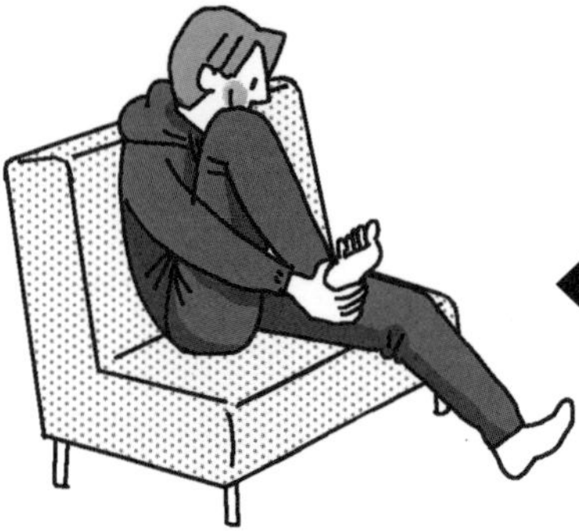

2 カカトを同じ側の手で持つ（左右）

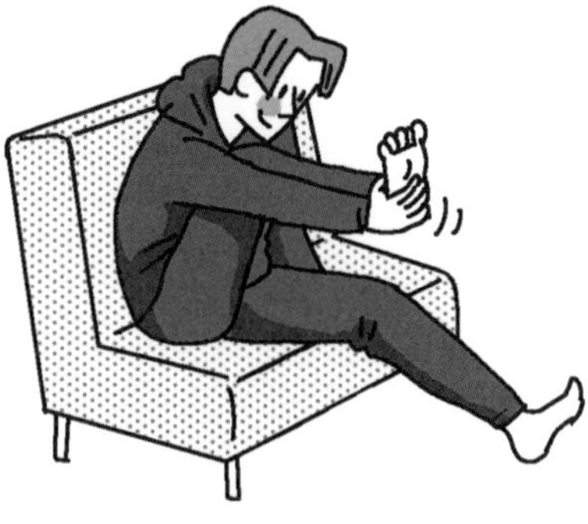

3 脚を伸ばしながら背中を伸ばす（左右）

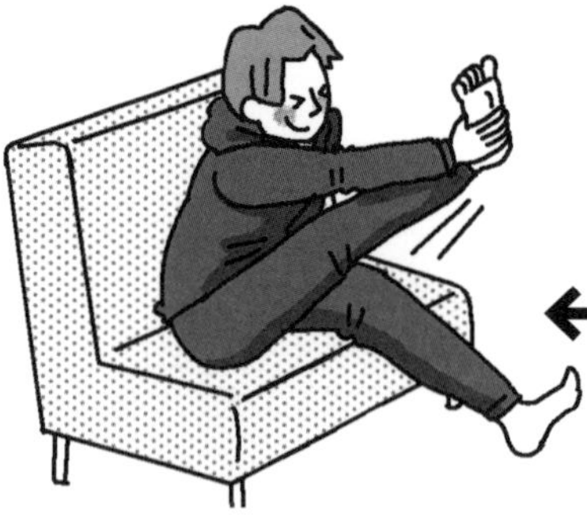

4 脚をできるところまで伸ばす（左右）

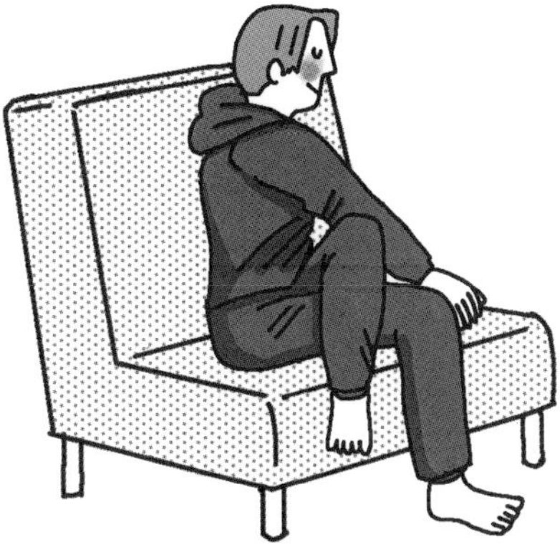

7 脚を組んで腰をヒネる（左右）

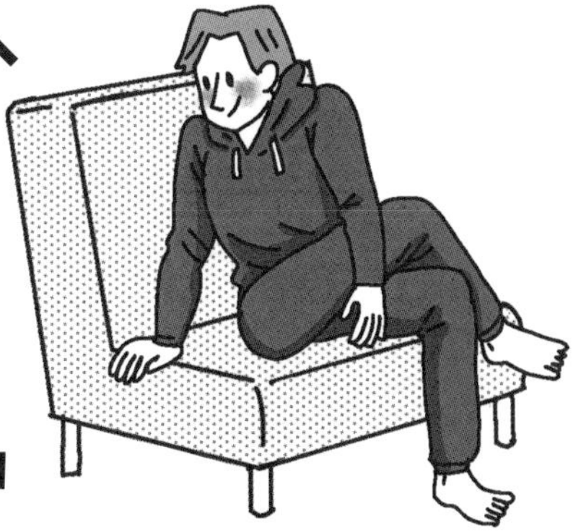

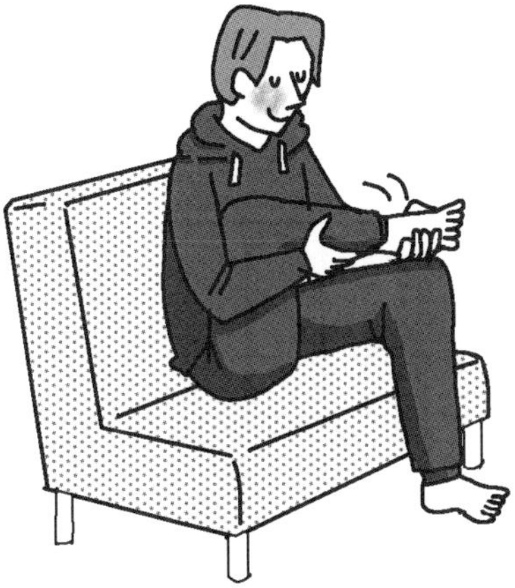

6 脚を抱えお尻を伸ばす（左右）

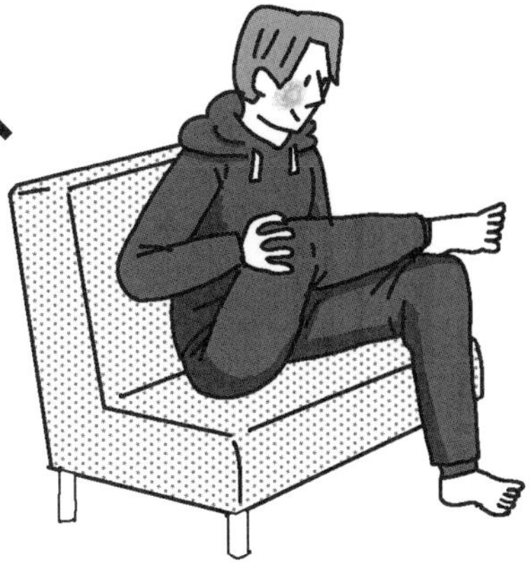

5 片脚をもう一方の脚の上に上げる（左右）

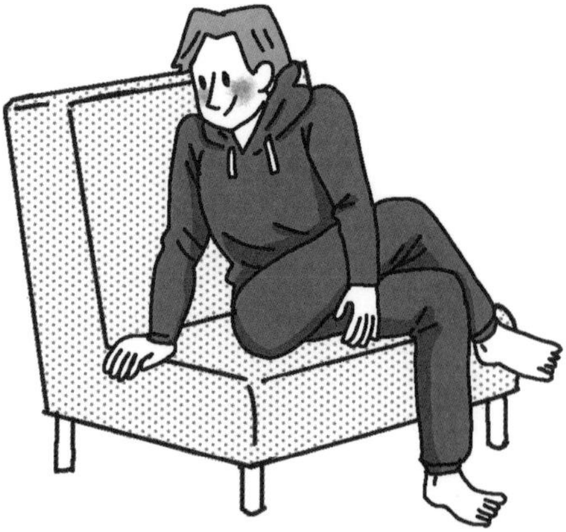

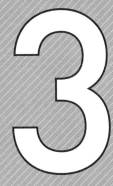

Part 3

合間にストレッチでリフレッシュ!

空き時間は、どこでもストレッチ

多くの仕事は、同じ姿勢で行われる。同じ姿勢を続けることで、特定の筋肉が疲労し、凝り固まって、血流が滞り疲労が蓄積されていく。疲労した状態では、仕事の能率が悪くなり、ミスやトラブル、場合によっては怪我の原因となる。

この状態を改善してくれるのは、栄養剤や栄養ドリンクではなく、ストレッチだ。どんなに忙しくても、いや忙しいからこそ、仕事の能率を上げるために、ほんの数分でできるストレッチでリフレッシュすることが大切。デスクワークでも、1時間に1回はリフレッシュタイムを設けよう。

体を動かす仕事では、なおさらストレッチが大切。趣味で体を動かすスポーツ

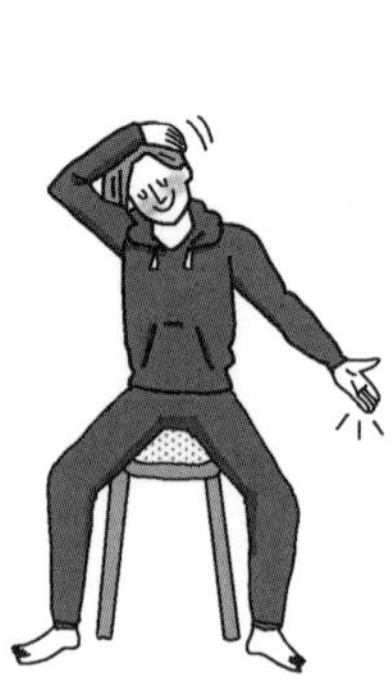

と違って、肉体労働では、疲労から逃れながら、作業を続けようとするので、疲労の蓄積箇所が多く、思ってもみなかったところに筋肉痛が生じることがある。

少しでも隙間時間を見つけてストレッチを行うと、体に蓄積される疲労感が違う。翌日も元気に楽しく職場に向かうためにも、「どこでもストレッチ」の習慣を身につけてほしい。

たまにだが、職場の始業時間に、大人達がラジオ体操をしているのを見かけることがある。とても羨ましくなる光景だ。

子供の頃、夏休みの朝は、ラジオ体操で始まった。

イヤイヤながら義務感で始めても、途中から気持ちよくなってしまう不思議なラジオ体操に、今も憧れている。

椅子でストレッチ①

首伸ばし

左右それぞれ10秒

椅子に座って、片手を頭に乗せ、
もう一方の手を斜めに伸ばす。
首筋が伸びるのを感じながら伸ばした腕の手首を回転させる。

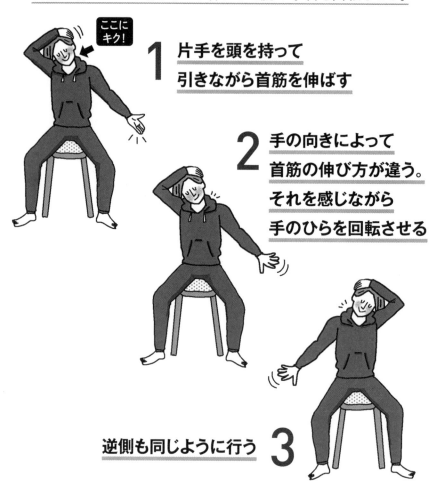

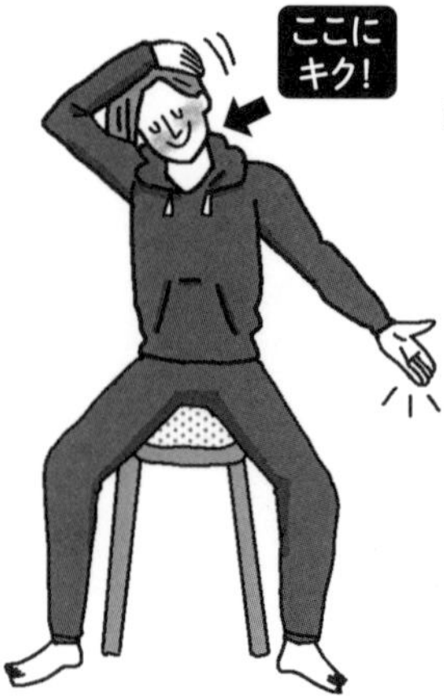

1 **片手を頭を持って引きながら首筋を伸ばす**

2 **手の向きによって首筋の伸び方が違う。それを感じながら手のひらを回転させる**

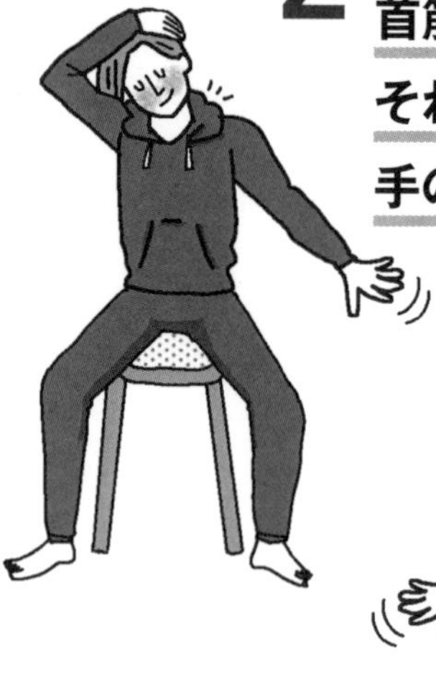

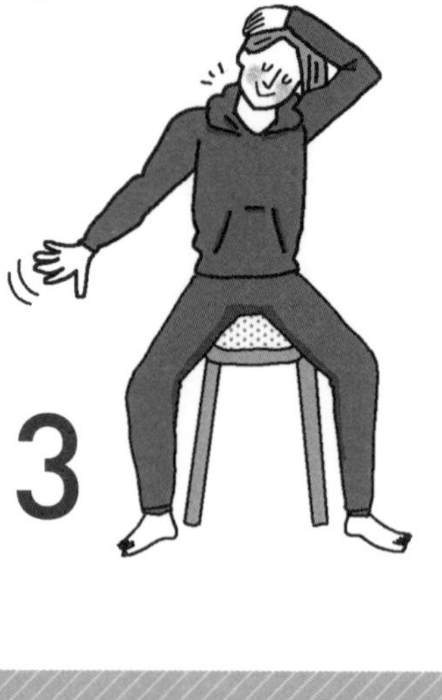

逆側も同じように行う **3**

椅子でストレッチ②

胸伸ばし

10秒

椅子に座って両手を後ろで組む。
背筋を真っ直ぐ伸ばしながら胸を張る。
呼吸は止めない。

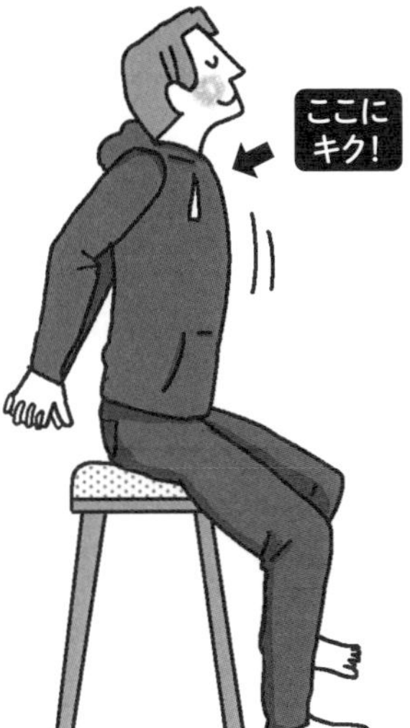

1

**椅子に座って、
両手を後ろで組む。
上体を伸ばしながら胸を張る**

2

**自然な呼吸のまま、
組んだ腕を引くように
胸を伸ばす。**

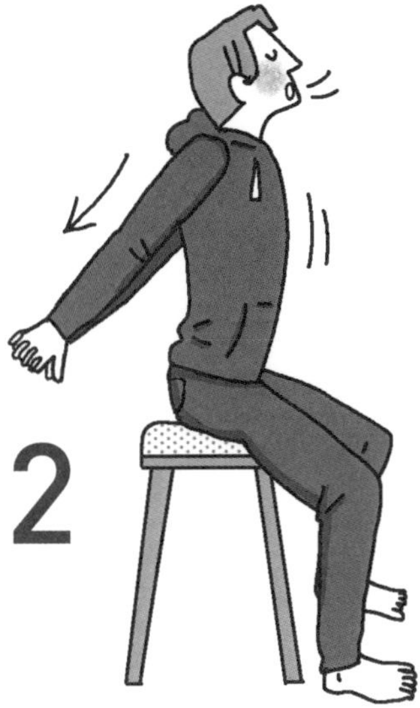

脚の浮腫みを
防ぐことができる!!

椅子でストレッチ③

ふくらはぎ伸ばし

左右それぞれ10秒

椅子の背を両手で持ち、脚を前後に開く。
後ろ脚のふくらはぎを伸ばす。
呼吸は止めないで行う。

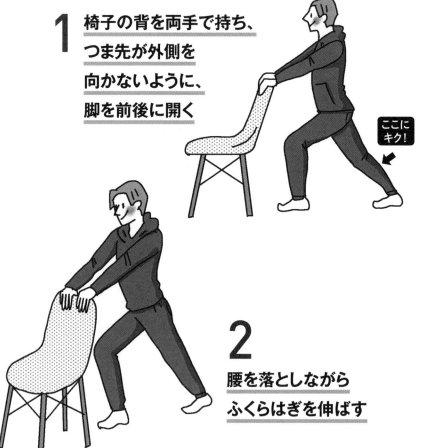

1 椅子の背を両手で持ち、つま先が外側を向かないように、脚を前後に開く

2 腰を落としながらふくらはぎを伸ばす

腰痛予防効果
がある!!

椅子でストレッチ④

モモ裏伸ばし

左右それぞれ10秒

デスクワーク中はもも裏が伸び縮みしないので、
血流が滞り、モモ裏は凝り固まってしまう。
椅子を使って伸ばしてあげよう

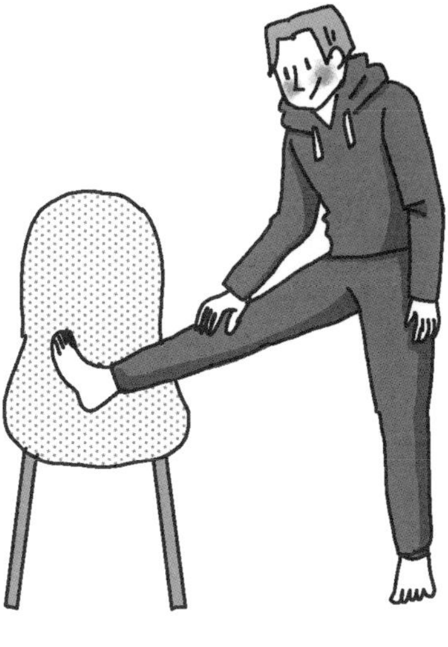

1

椅子に片足を乗せる。膝に手を置いてバランスを取りながら体重を乗せるようにしてモモ裏を伸ばす

2

自然な呼吸のまま、伸ばしていく。座面が低い場合は、軸足の膝を曲げてもよい

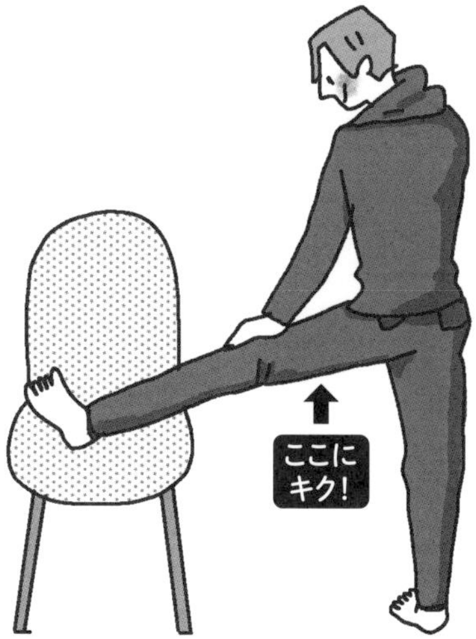

テーブルでストレッチ①

肩伸ばし

肩凝り予防になる!!

10秒

テーブルに背を向けて、
両手をテーブルの端に置く。
膝を曲げながら腰を落とし、肩をストレッチ。

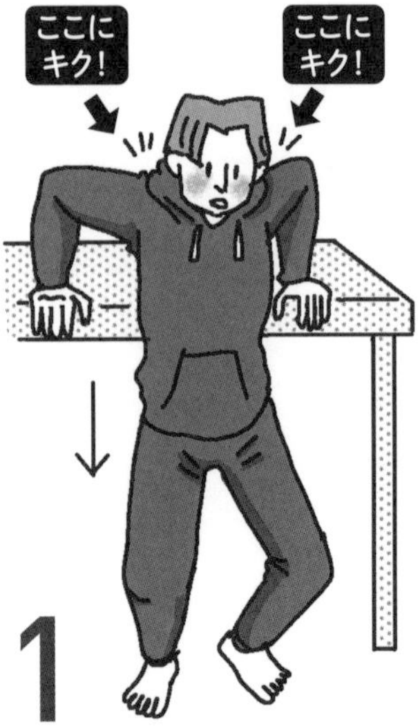

1

両手をテーブルに置き膝を曲げながら、肩をストレッチ

2

上体を真っ直ぐ下げながら、膝を曲げる。無理のない範囲で肘を曲げていく

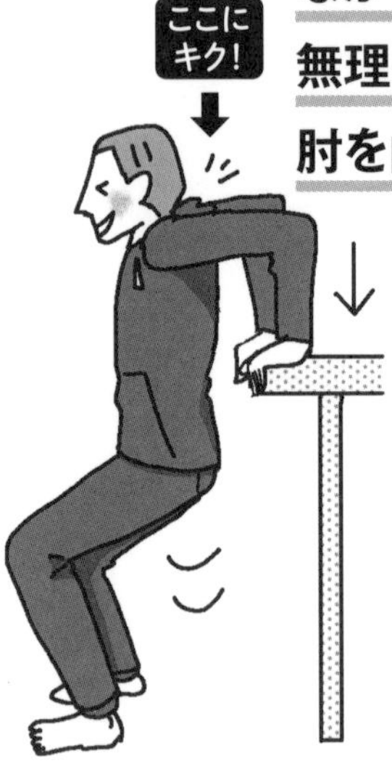

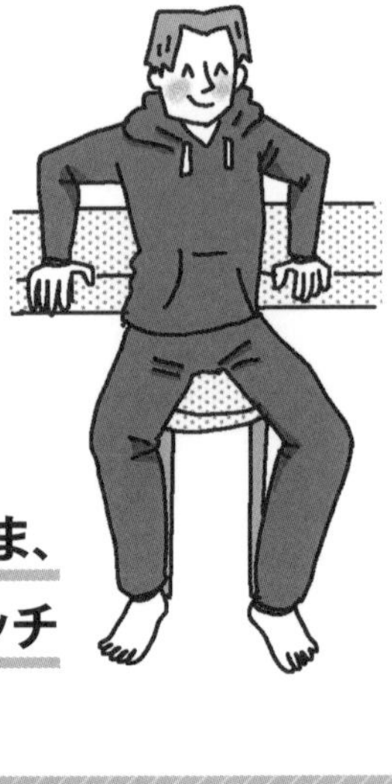

椅子に座ったまま、でも軽くストレッチ

テーブルでストレッチ②

肩と背中伸ばし

10秒

デスクワーク中は、やはり肩凝りが悩みに。
これをほぐすわずかな隙間時間でのストレッチ。
これだけで肩が軽くなる。

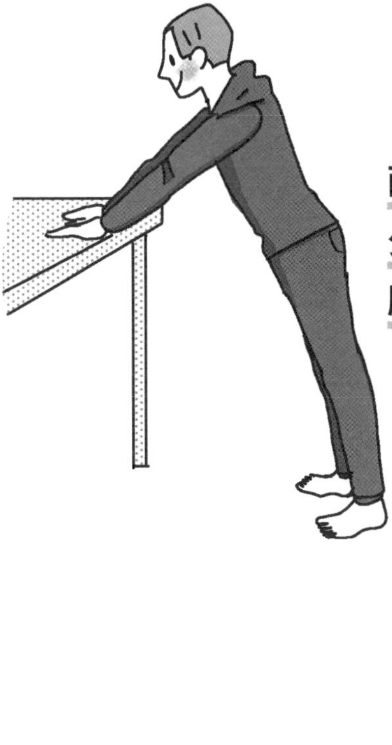

1

両手をテーブルに置き、
少し下がって、
脚を軽く広げる

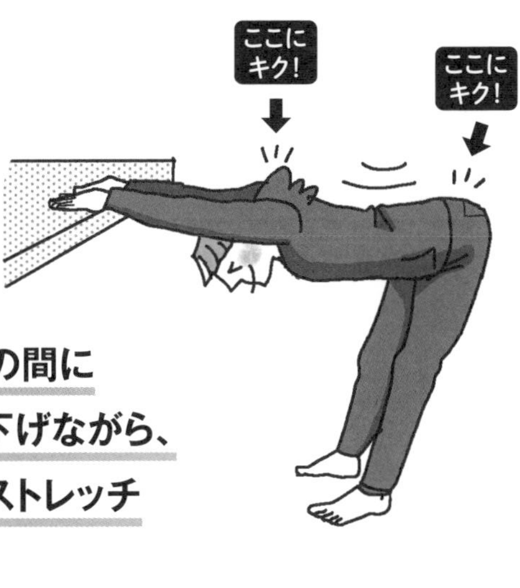

2

上体を腕の間に
真っ直ぐ下げながら、
肩と腰をストレッチ

壁を使ってストレッチ①

胸・肩伸ばし

左右それぞれに10秒

壁に向かって片手をつき、
そのまま壁に背を向けながら、
気持ちいいと感じられる範囲で
胸と肩をストレッチ。

1

顔の前で
手を壁について
体の向きを変えながら
ストレッチ。

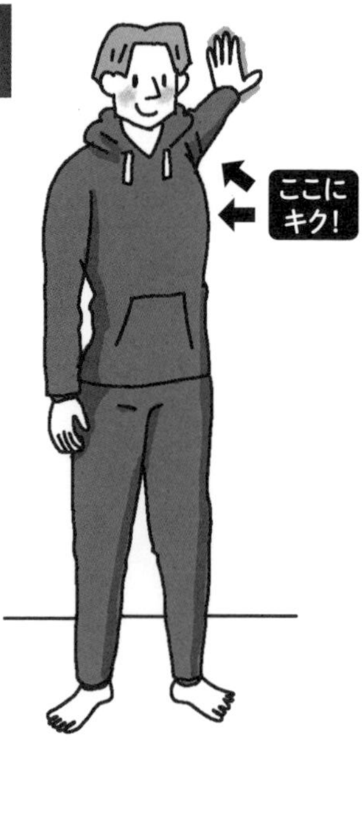

2

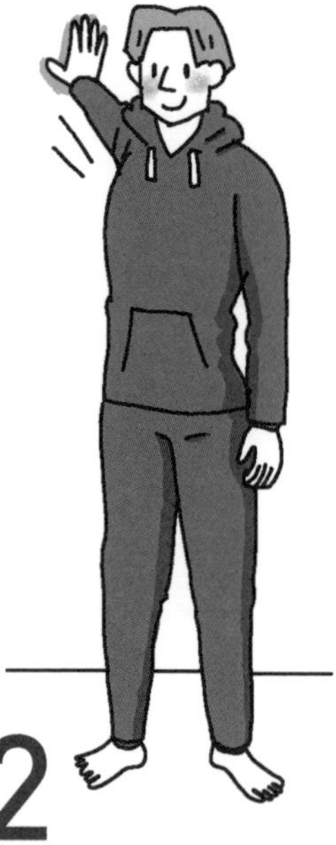

逆側も同様に。
手をつく位置を上下
させると違う場所に
刺激が入る。

壁を使ってストレッチ②

膝痛予防になる!!

前腿伸ばし

左右それぞれに10秒

腿の大きな筋肉をストレッチ。
大きな筋肉が伸ばされ、
血流が一気に改善される。
気持ちいいぐらいの範囲で呼吸を止めずに。

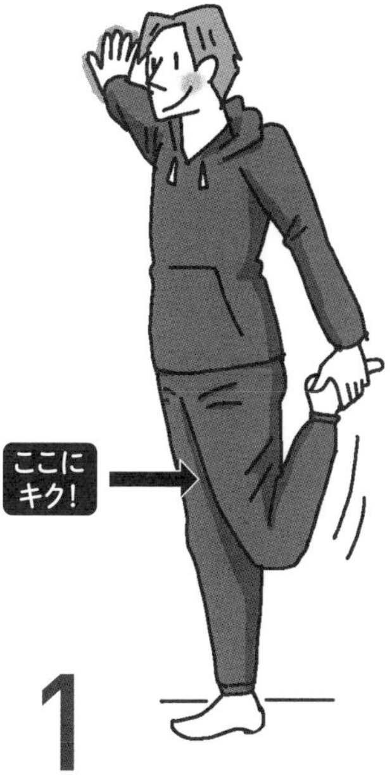

1

壁に片手をつき、逆の手で足を持ち前腿を伸ばす

2

逆側も同様に胸を張り、膝を体より後ろに引くようにする

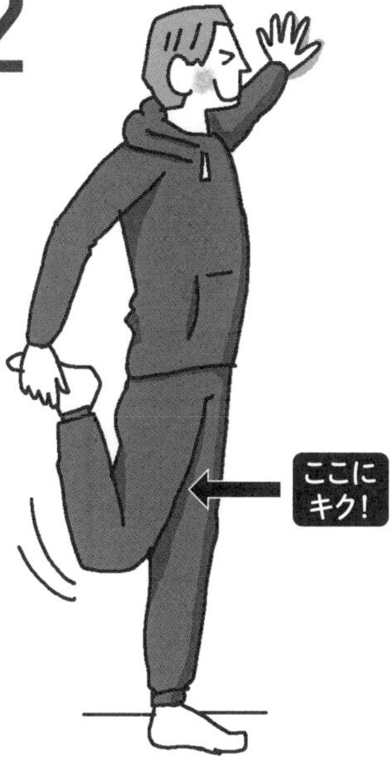

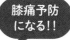

キッチンで動的ストレッチ①

カカト上げ

足首とふくらはぎが
引き締まる!!

10回

キッチンで洗い物や、料理中の
ちょっとした隙間時間にカカトの上げ上げで、
足首とふくらはぎ動的ストレッチ。
足首は、血流が悪くなるとむくんでしまう。

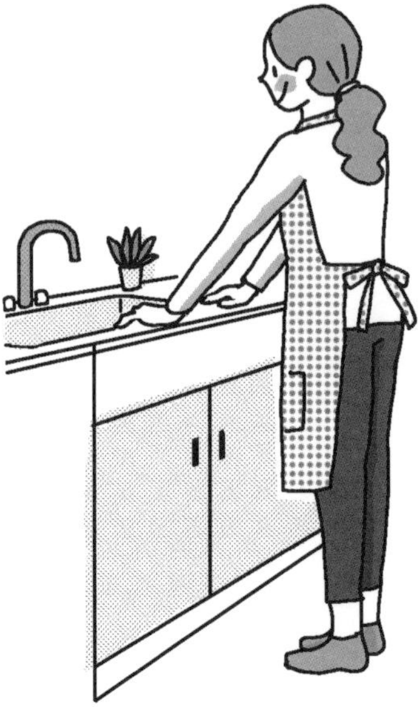

1 **シンク周りに両手をつき、脚を揃えて立つ。**

2 **つま先で立ち上がり、足首のストレッチ。**

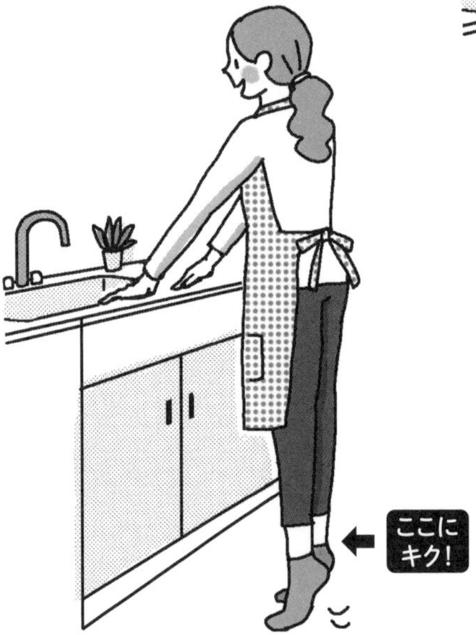

キッチンで動的ストレッチ②

膝曲げスクワット

10回

膝痛予防
になる!!

前腿の大きな筋肉を動的ストレッチ。
大きな筋肉に刺激が入り、
血流が一気に改善される。
呼吸を止めずにゆっくりと。

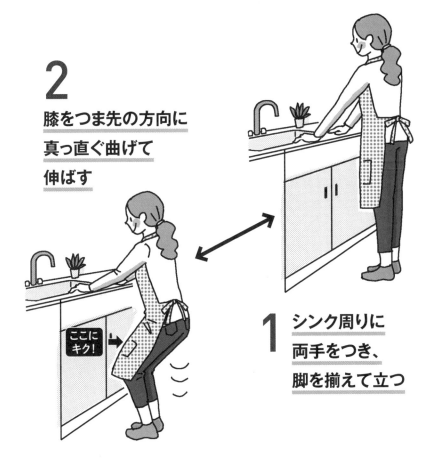

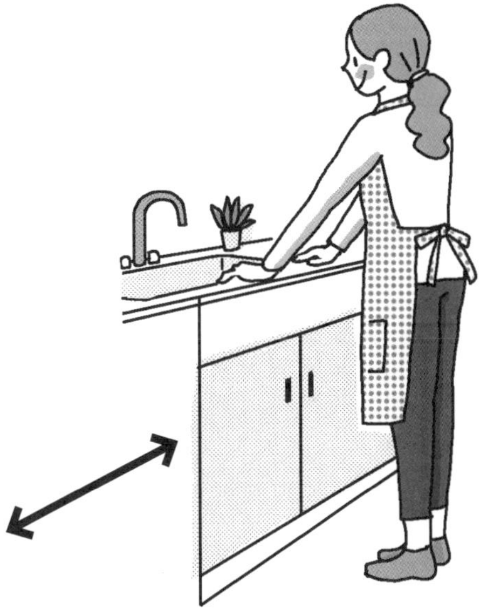

1 **シンク周りに両手をつき、脚を揃えて立つ**

2 **膝をつま先の方向に真っ直ぐ曲げて伸ばす**

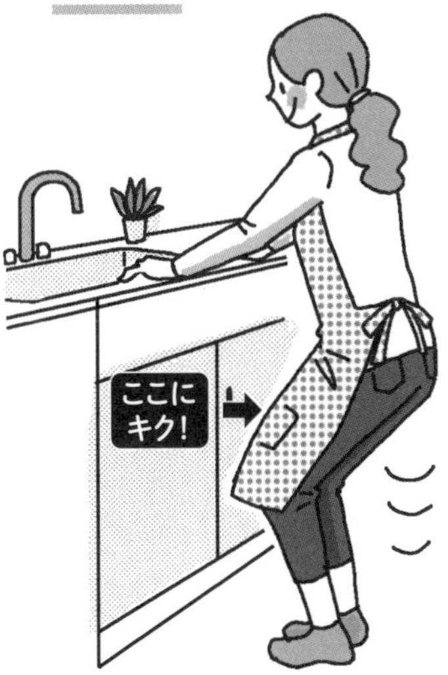

キッチンで動的ストレッチ③

お尻スクワット

10回

ヒップアップ
効果がある!!

キッチン仕事のちょっとした
隙間時間に動的ストレッチ。
お尻スクワットは、大きな筋肉を動かすので
血流が一気に改善され、筋トレ効果も大。

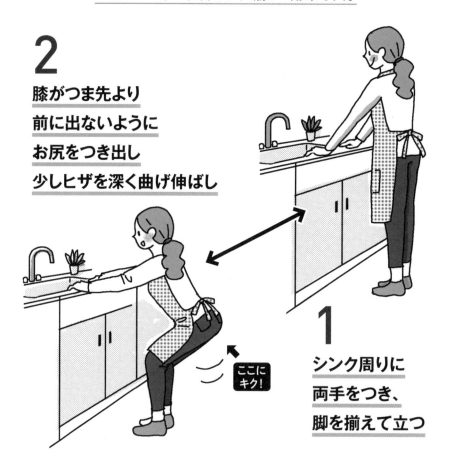

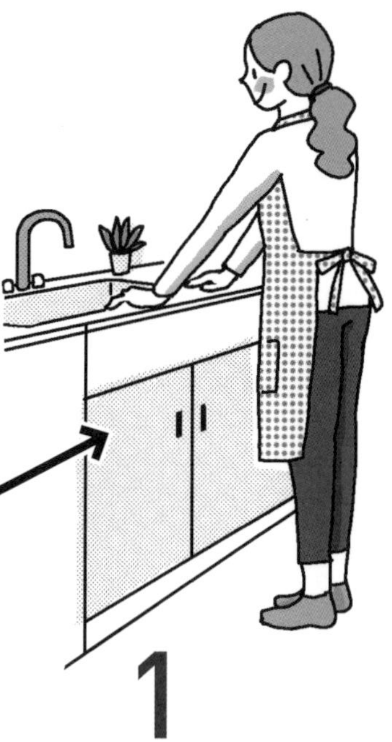

2

膝がつま先より
前に出ないように
お尻をつき出し
少しヒザを深く曲げ伸ばし

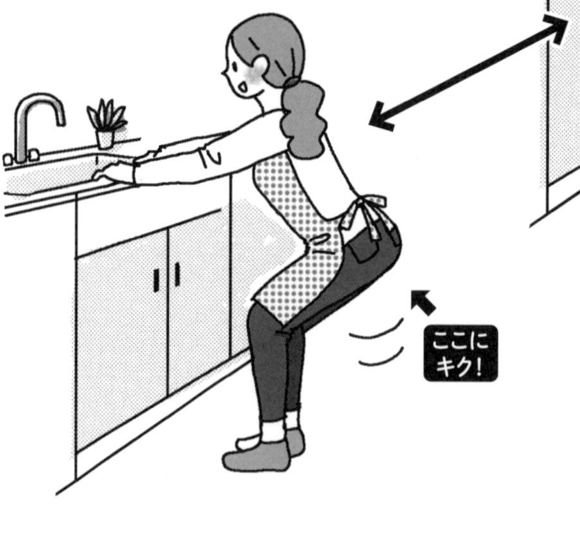

1

シンク周りに
両手をつき、
脚を揃えて立つ

キッチンで動的ストレッチ④

肩と膝のストレッチ

10回

前腿の大きな筋肉と肩周りを動的ストレッチ。
後ろ向きに両手をキッチンにつき、
ゆっくりと膝を曲げ伸ばす。
肩周りと前腿を同時に動的ストレッチ。

2

肘を曲げて、
肩をストレッチしながら
膝がつま先の方向に
出るように

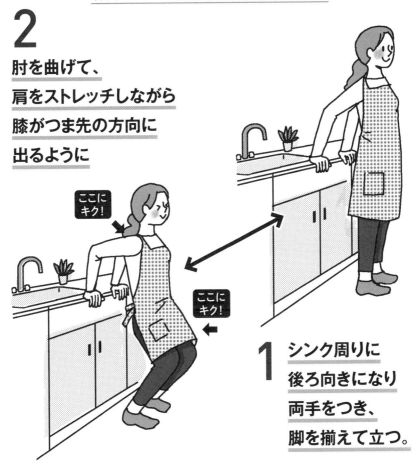

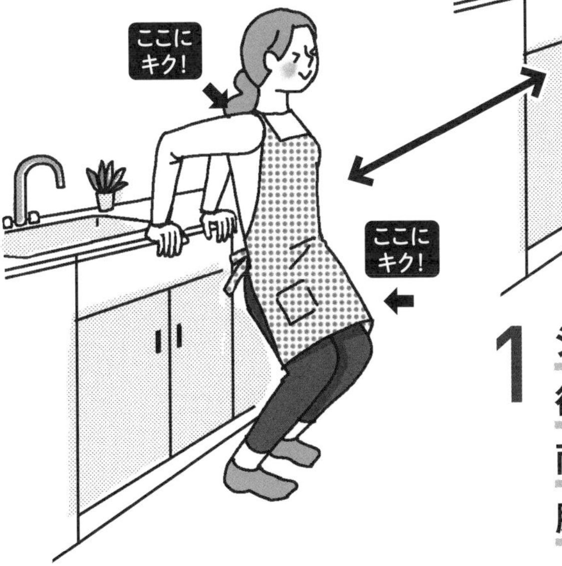

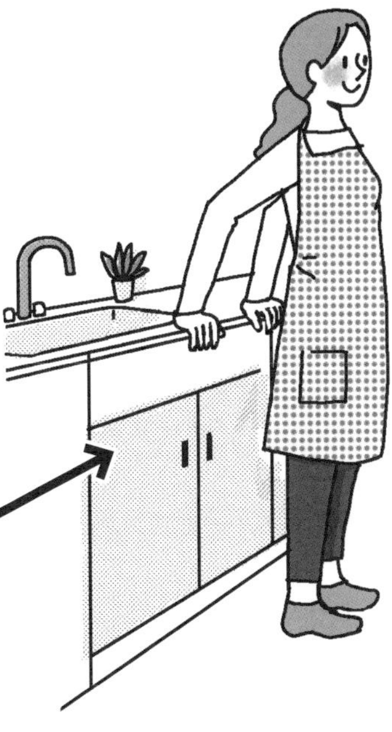

1

シンク周りに
後ろ向きになり
両手をつき、
脚を揃えて立つ。

キッチンで動的ストレッチ⑤

肩甲骨ほぐし

肩凝りのほぐし
効果大!!

10回

キッチンで手洗いのついでにできるストレッチ。
手を洗う動作を意識的に大きくし、
肩甲骨を動かす。

1

**手ではなく肩を
前後に動かすような
イメージ**

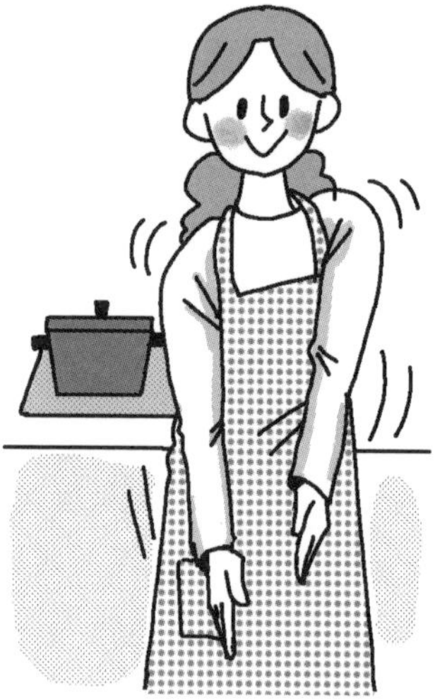

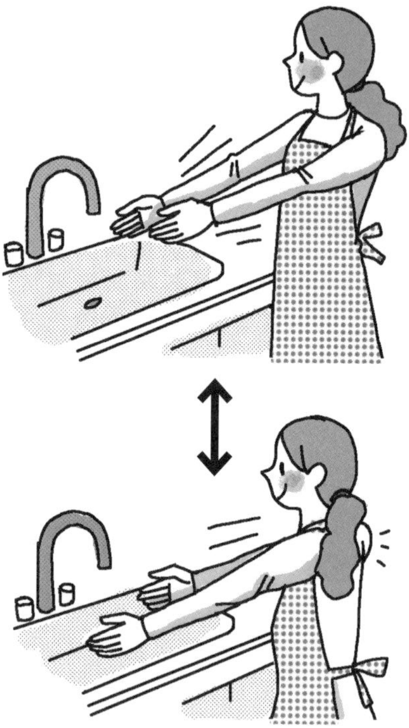

2

**肘を曲げず、
リズミカルに
呼吸を止めないように**

COLUMN

肩甲骨の動きがとても大切

●肩甲骨の話

前ページで肩甲骨を動かすストレッチを紹介しているが、この肩甲骨の動きがなぜ大切なのかを理解している人は少ない。肩甲骨は、自分では見えない体の後ろ側にあり、その動きを意識することは難しいに違いない。

しかし、肩甲骨がうまく動かないと、腕の様々な動きに制限がかかり、肩の負担も大きくなり、肩凝りを起こす原因ともなる。

また、肩甲骨の動きは背中の筋肉がバランス良く働くために大切で、スムーズに腕を動かすために必要なタイミングで肩関節を固定する役割もある。

肩甲骨のストレッチは、肩周りの筋肉と関節の柔軟性を高め、肩関節の可動域を広げる効果がある。肩や背中の筋肉の緊張によって生じた、筋肉のアンバランス是正するためには、肩甲骨を大きく動かす必要がある。

本書で紹介しているストレッチは、両腕の動きでサポートして、肩甲骨を動かしている。背中を真っ直ぐにし、背骨を中心に肩甲骨を引き寄せたり、引き離したりする動き、または上下交互に引き上げるように肩甲骨を動かそうというものだ。

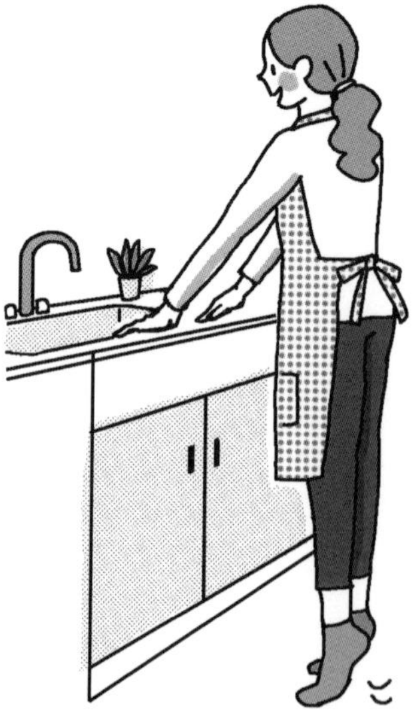

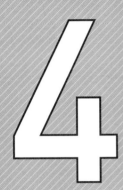

Part 4

自分の柔軟性を確認しよう

なぜ筋肉は硬くなるのか

ひどい筋肉痛の後、筋肉は休養と栄養で回復するが、その柔軟性を完全に回復させるには、柔軟性を高める運動が必要になる。

筋肉痛は、限界を超えて運動したために、筋繊維に損傷が起きたり、長時間の運動によって、血液や酸素の供給が不十分になり、同時に筋肉から排出されるべき代謝物が蓄積することが原因で筋肉に炎症が起こるためとされている。

例えばマラソン。フルマラソンではなくとも、学校の行事などで行う長距離走の後、筋肉痛で数日間、歩くことも満足にできない。階段の上り下りも、手すりにすがってやっと行うという事態になったことはあるに違いない。

このひどい筋肉痛から開放されてから、体はすぐに元通りに動いただろうか。痛みで引きずっていた脚が、元通り軽快に動くようになるには、さらに日数が

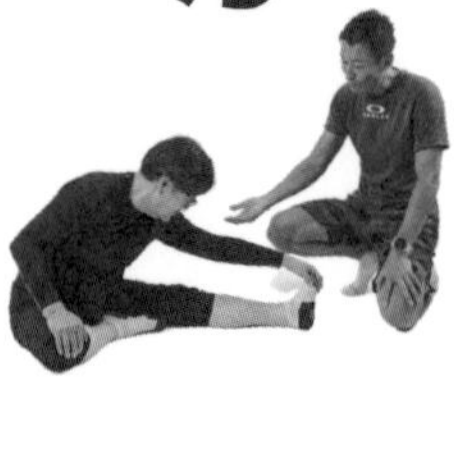

必要だったはず。これは、痛みから回復した時、修復した筋繊維の柔軟性が回復するのを待たなければならないからだ。筋肉が過度な負荷や長時間の運動、外傷などによって損傷を受けると、筋繊維が断裂し、その回復過程で瘢痕組織が形成される。この瘢痕組織が筋肉を包み込むために、柔軟性を失い硬くなることがあるとされている。

ボディビルは、意図的に筋肉を破壊することで、筋繊維が修復時に瘢痕組織によって破壊前より太くなる生理現象を利用して、短期間で効率的に筋肉を太く大きくしている。こうしたボディビルダーに体の硬い人が多いと言われるのも、その生理現象を利用しているからだ。

また、仕事によるストレスや緊張は、筋肉の緊張を引き起こすことがある。ストレスや緊張状態では、交感神経が活発化し、筋肉が緊張しやすくなる。この緊張が長時間続くと、筋肉が硬くなる可能性がある。逆に交感神経の逆の働きのある副交感神経を活性化すれば、筋肉は柔らかくなり、血流も改善される。

この副交感神経の活性化に寄与するところ大なのが、ストレッチなのだ。

自分の柔軟性を確認！

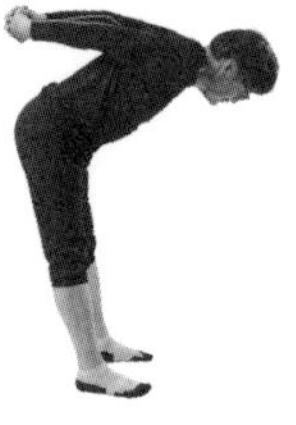

ストレッチや筋トレなどトレーニング関連の書籍や雑誌を制作するにあたって、原則自分で試してみるというのが私の編集方針だ。

なぜなら、読者は決して次の大会に人生を賭けるようなプロアスリートではなく、できれば健康でいつまでも若々しく過ごしたいという一般の生活者だ。

それなのに、こうした本の監修をお願いする先生は、たいがいトッププロアスリートを指導する立場におられる。指導内容も最先端のトレーニングメソッドだ。

これを噛み砕いて、一般読者向けの本にするのが編集者の仕事ということになる。頭の良い編集者にはそれができてしまうが、どうしても私にはそれができない。

水泳の本を作ろうと、一般的に一つの競技をものにするには三千時間かかると言われるので、そのつもりでセッセとプールに通っていたら、本ができるまでに一万時間泳いでいた。なんとも悠長な仕事ぶりで、家内にも呆れられている。ところで、ストレッチについては、本書を刊行する宝島社でも数冊の本を、制作しているが、それぞれの本の制作時には、そこで紹介するストレッチは全て自分の体で試している。体は柔らかい方だと思っていたが、今回の撮影を通して、加齢とともに確実に硬くなっているようだ。

いや加齢ばかりではない。コロナ禍の影響で確実に運動不足になっているのだ。以前は、トレーニング施設に週に何回か通い、地域のスポーツ愛好家と競技を楽しんでいたという人たちが、コロナ禍による自粛の影響で運動不足になり、それが大きな社会問題となっている。

本書は、私と同じように運動不足で不調な体調を戻したい、以前のように元気な活動に復帰したいというシニアのために、無理のないストレッチを紹介している。

まず、ご自身の柔軟性を確認してみよう。

硬さ判定ストレッチ①

肩・背中の柔軟性

体の後ろで両手を組み
体を前に折りながら腕を上げ、
地面と腕を垂直にするのを目標にする。
垂直を12時として
何時までいくかをチェック!!

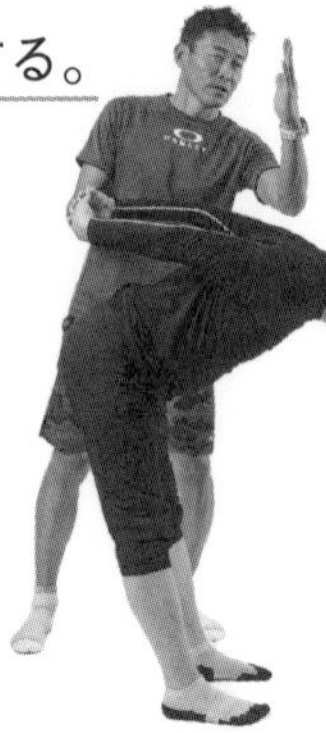

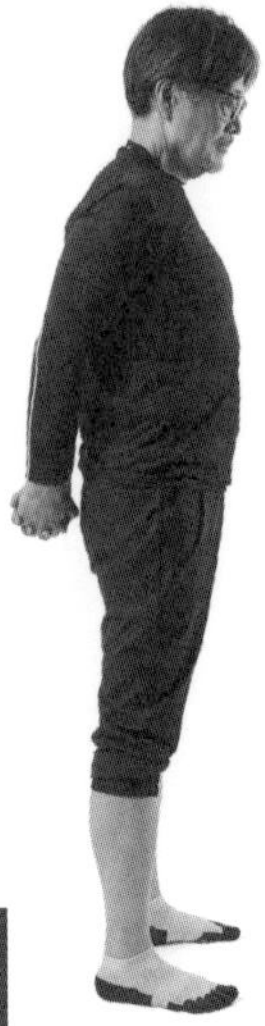

1
体の後ろで手を組む

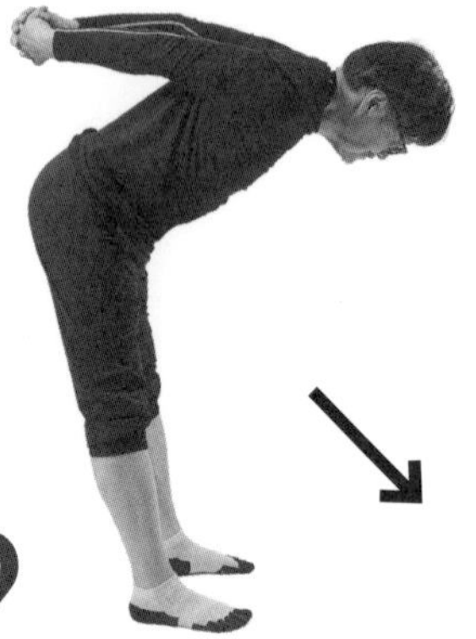

2
体を折り曲げながら、両手を上げていく

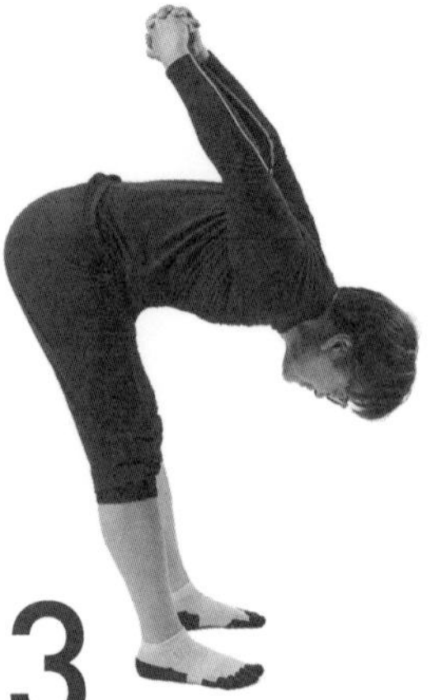

3
垂直を目指すが、これが私の限界

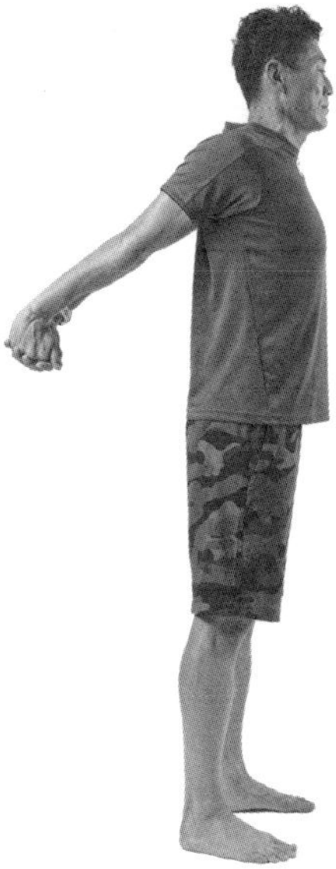

1

体の後ろで手を組む

2

体を折り曲げながら、両手を上げていく

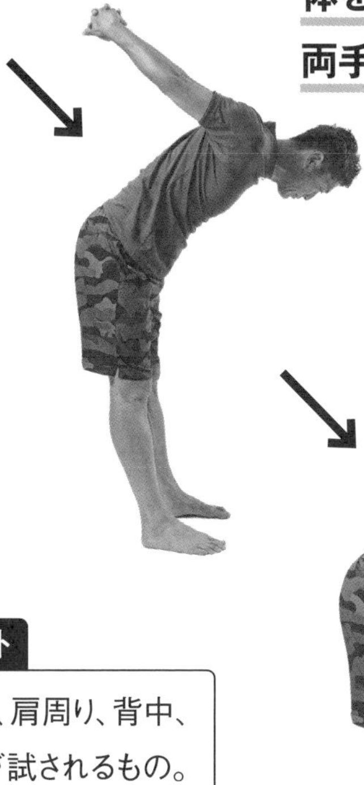

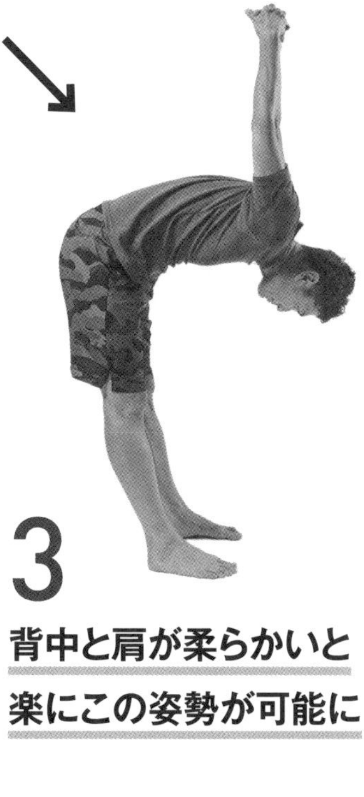

3

背中と肩が柔らかいと楽にこの姿勢が可能に

青山コーチコメント

この判定ストレッチは、肩周り、背中、腿裏などの柔軟性が試されるもの。まさに体全体の若さの指標とも言える。 本書で紹介しているストレッチを毎日行い、シニアでも「生涯12時」を目指そう!　肩凝り、腰痛が間違いなく激減する。

硬さ判定ストレッチ②

肩甲骨周りの柔軟性

片手を背中の中ほどに置き、
その腕の肘を逆側の手で持ち、
肩の後ろ側をストレッチする。
シニアなら肘が持てればOK!

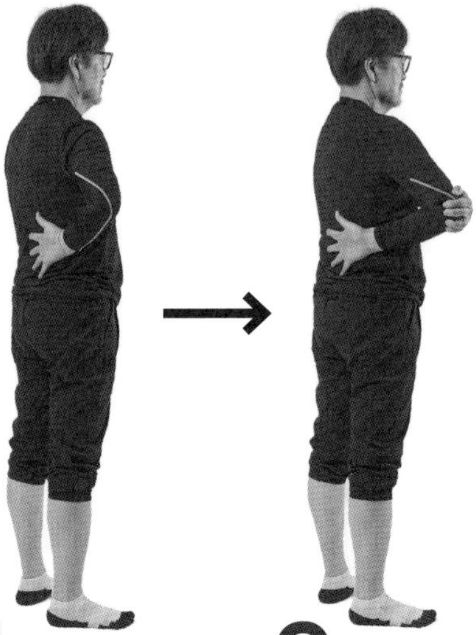

1

背中の中程に手を。最初は、脇腹に手を置いても良い

2

逆側の手で肘を持ち、引きながら肩をストレッチ

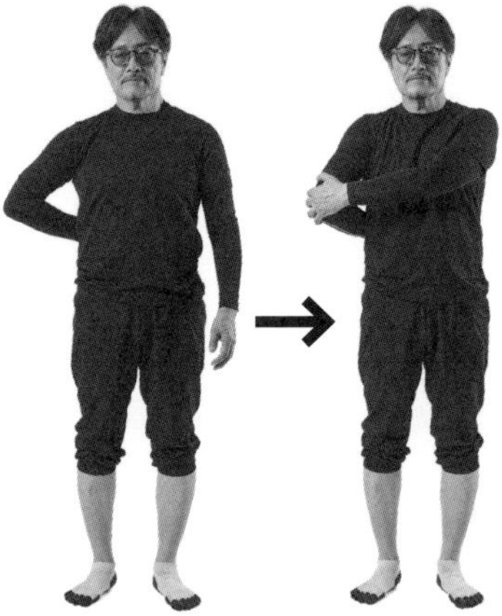

肩の硬い私は、肘を持つのもやっと。ストレッチする度に少しずつ柔軟になっていく

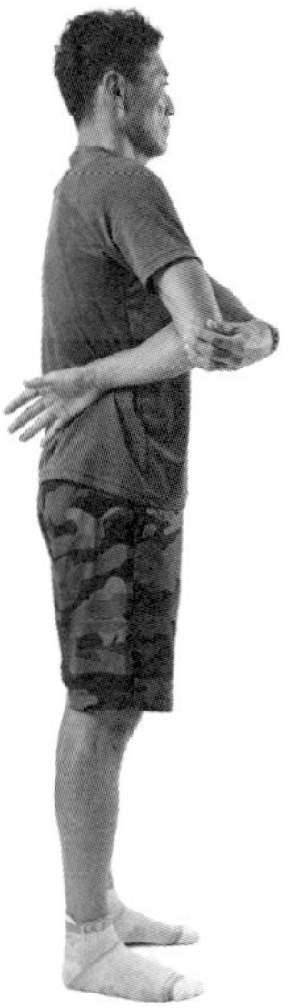

青山コーチコメント

この判定は肩甲骨周りの柔軟性が試されるもの。この部分が硬いと肩凝りか腰痛になりやすい

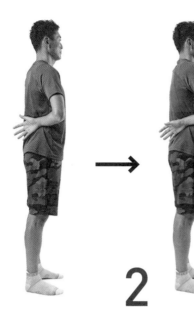

1

背中の中程に手を

2

逆側の手で肘を持ち、引きながら肩をストレッチ

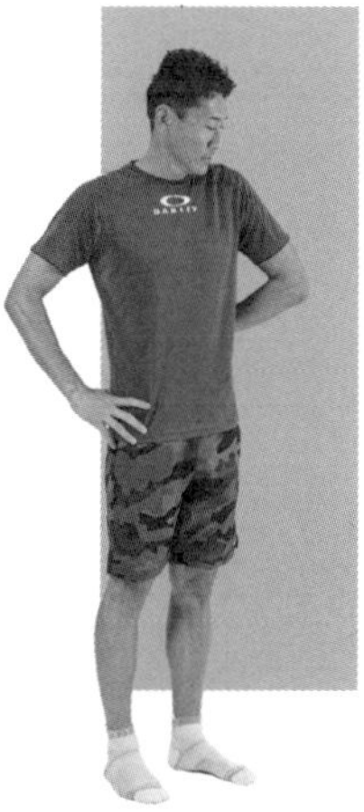

手が肘に届かない場合は、壁を利用してストレッチ

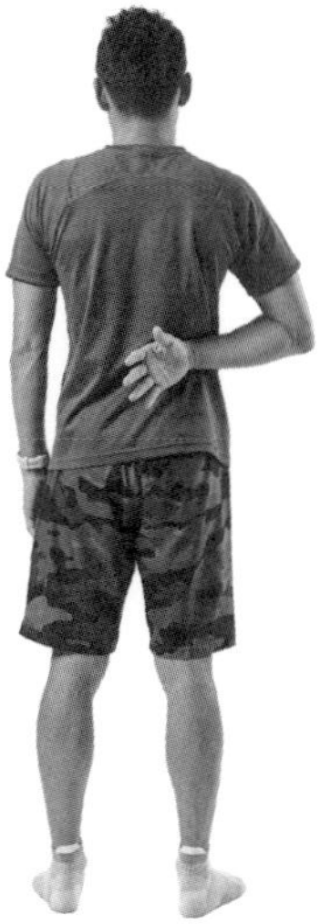

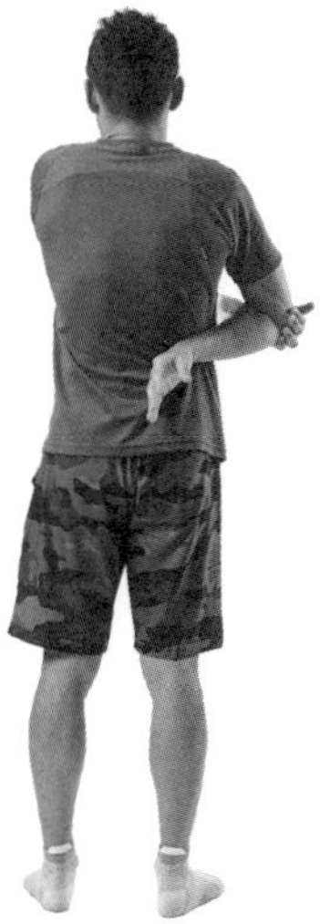

硬さ判定ストレッチ③

腿裏・ふくらはぎの柔軟性

座ったまま、片脚を伸ばし、
伸ばした足先に向かって腿裏をストレッチ。

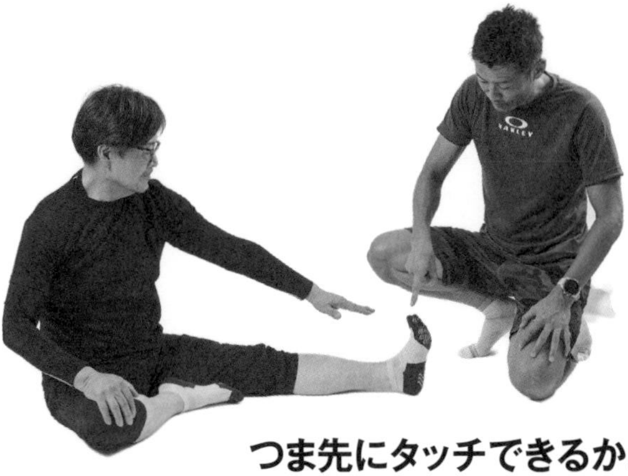

1

つま先にタッチできるかどうか、
柔軟性を確認しよう

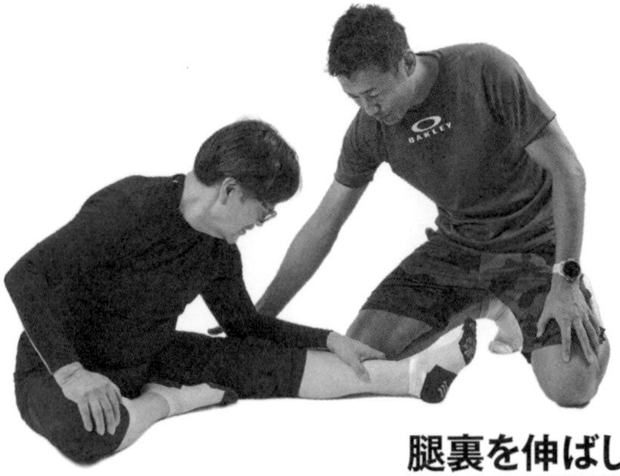

2

腿裏を伸ばしながら、
呼吸を止めずに上体を倒していく

3 柔軟性が高まってきたら足先をつかむみ腿裏とふくらはぎを伸ばす

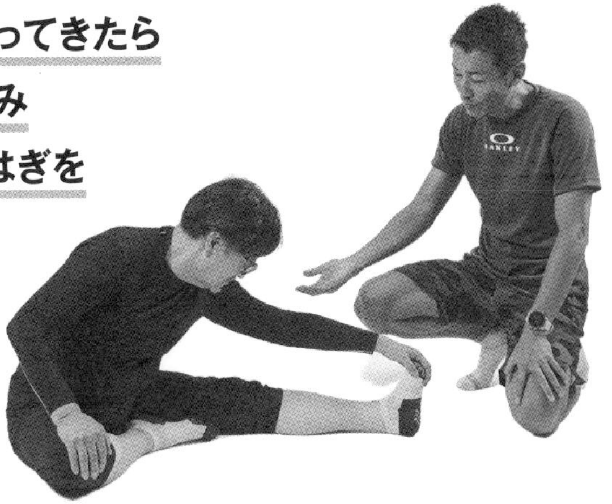

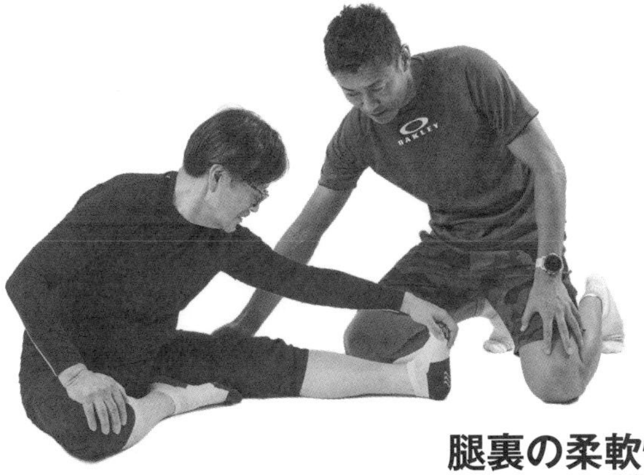

4 腿裏の柔軟性がないと腰の負担が大きくなるので、日頃から十分にストレッチ

青山コーチコメント

腿裏とふくらはぎの柔軟性をチェックできる。つま先がつかめなくても、タッチできるようになるだけで、腰痛も半減できる!

硬さ判定ストレッチ④

前腿の柔軟性

壁に手をついて体を支え、
壁と逆側の足のつま先を持って、
腿の前面をストレッチ。

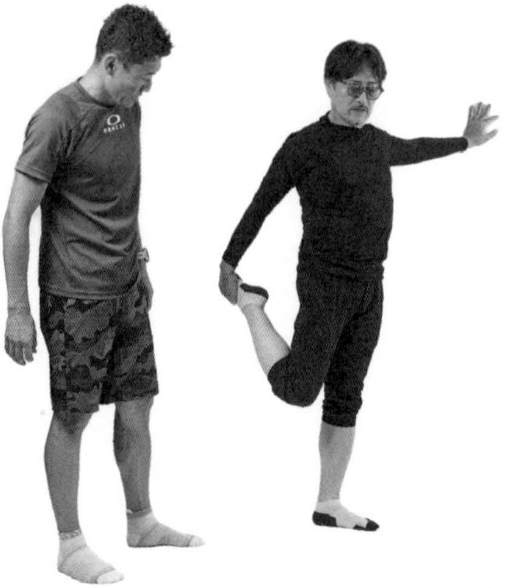

1

壁で体を支えて立ち、つま先を持つ

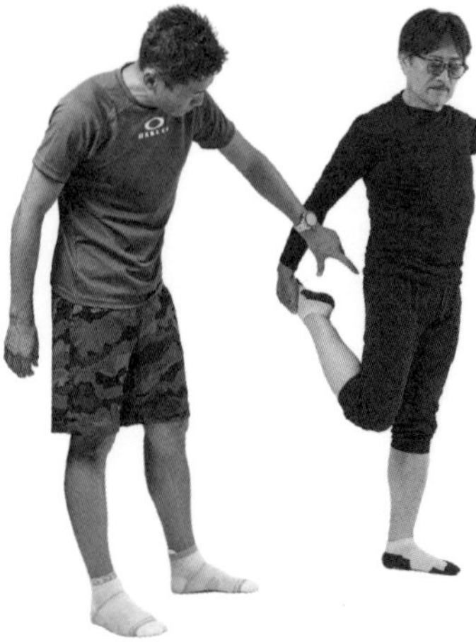

2

腿の前面が伸びるのを感じながら、つま先を引き寄せる

青山コーチコメント

前腿の柔軟性をチェックするストレッチ。できるだけ踵をお尻に近づける。お尻につけばベスト。前腿の柔軟性が上がると膝痛の予防につながる。

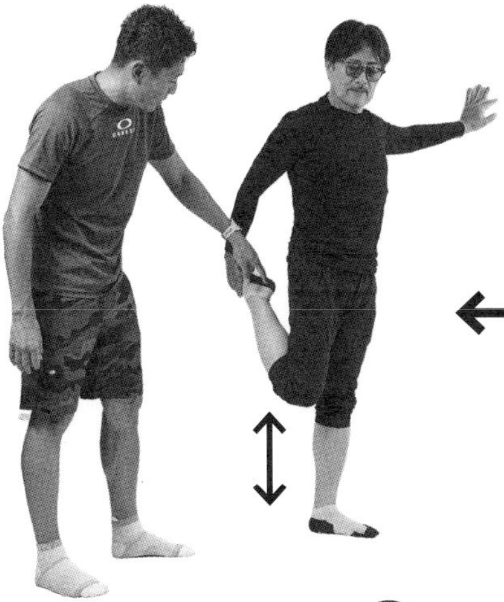

3

踵をお尻につけるように
つま先を引き寄せる。
つかない人は、腿の前面が
硬くなっている

硬さ判定ストレッチ⑤

腰・股関節の柔軟性

座ったまま、足の裏を合わせて
体に引き寄せる。
その姿勢のまま両腕を組んで
足先に近づける。

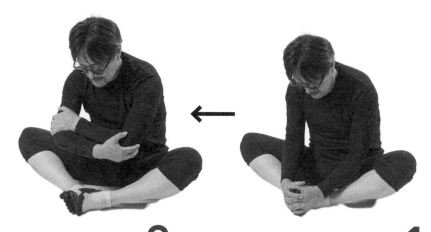

1

座ったまま、
足の裏を合わせ、
体に近づける

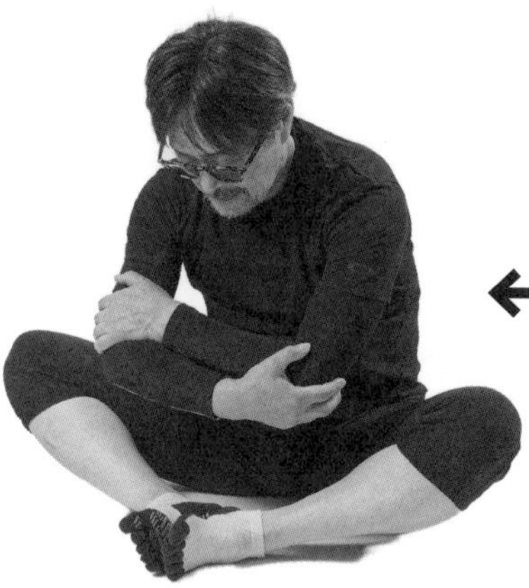

2

脚はそのままで、
両腕を組む

青山コーチコメント

腰と股関節の柔軟性をチェックするストレッチ。組んだ腕が足首につくようになると、腰痛が出にくくなる。

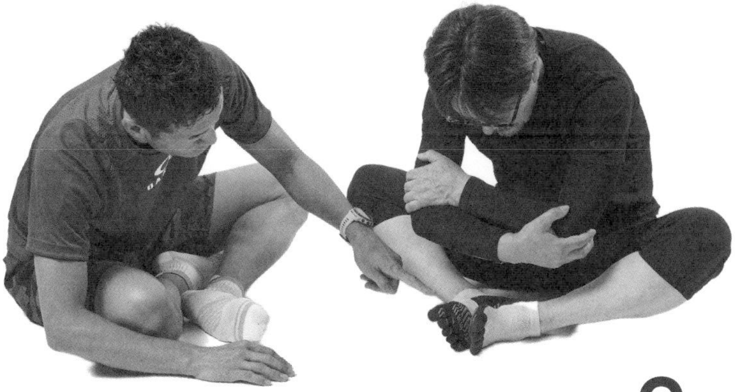

←

3

合わせた足先に
組んだ腕を近づける。
腕を足首につけるように下げると
腰と股関節の内側が伸びる

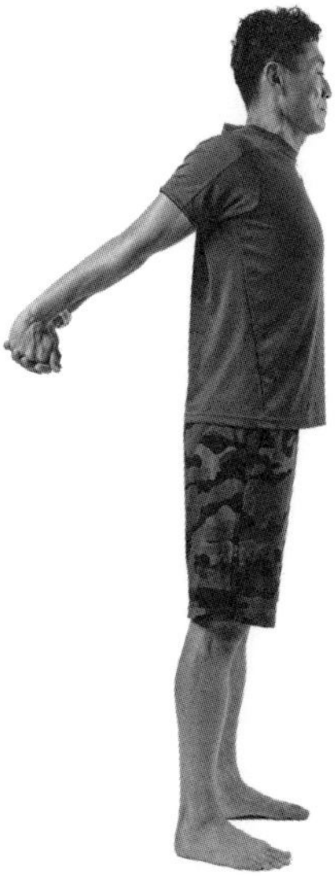

Part 5

動的ストレッチで
有酸素筋トレ

ストレッチ・筋トレ・有酸素運動を同時に自宅で行う！

今日は、週に3回通うと決めたスポーツジムでトレーニングの日。ジムに着いたら着替えをし、まずストレッチエリアで、15分ストレッチ。次に有酸素運動のために固定バイクに乗り、ウォーキングも少し行う。さらにマシントレーニングで筋トレ。最後にまたストレッチでクールダウン。

これで二時間があっという間に過ぎてしまう。こうしたジム通いの日々を過ごした人は多いに違いない。

ところが、このジム通いをコンスタントに続けるのは難しい。何かの大会に出

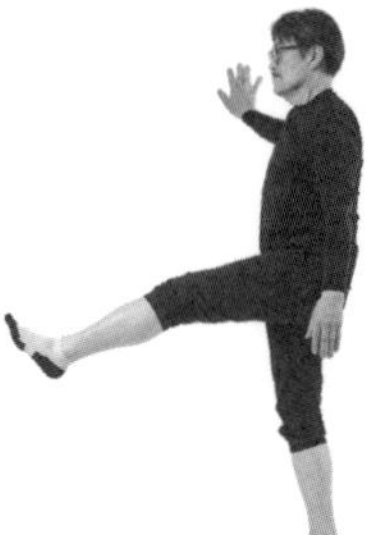

場するための体作りといった目標がない限り、長続きしないのだ。健康のためという目的で、週に２、３回。毎回二時間のジム通いを習慣化したい。そう思っても継続するのは、実に難しいのだ。

例えばあるデータによると、ジム通いを始めて一年間続く人は、１００人のうちわずか数人だという。

これは、筆者も含めてメディアの責任もあると思う。わずか二週間から一カ月で結果が出るといった宣伝文句があまりにも多いのだ。ジム通いを始めても、短い期間で期待通りの変化がみられずに挫折してしまう人が多いことだろう。また、ジム通いの時間を捻出することに疲れてしまう人もいるに違いない。

そこで、本書はとっておきの方法を紹介することにした。ストレッチと筋トレと有酸素運動を同時に自宅で行うという画期的なものだ。着替える必要もない。何の準備も必要なし。今すぐ。どこででもできるのだ。

これまでのパートで紹介した静的ストレッチで、血流を良くしたら、次に紹介する動的ストレッチで、ストレッチと筋トレと有酸素運動を同時に行おう。

動的有酸素筋トレ①

両腕上げ下げ

10回

両手を上げて下ろす動きを繰り返す肩甲骨の動的ストレッチ。
穏やかな有酸素運動と
胸・肩の筋トレが同時に行える。
最初はゆっくりと動きを正確に覚えよう。

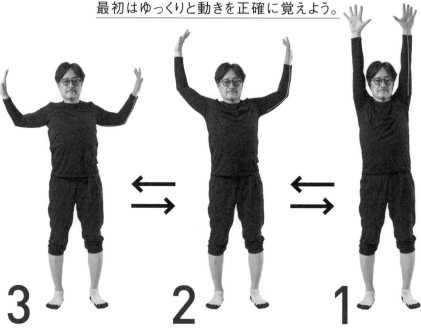

1

手のひらを
前に向けて
真っ直ぐ上に
伸ばす

⇆

2

手のひらを外側に
向けながら
体側に沿って
肘を下げ
肩甲骨を寄せる

⇆

3

腕をできるだけ前に
出さないで
下げられるところ
まで肘を下ろす

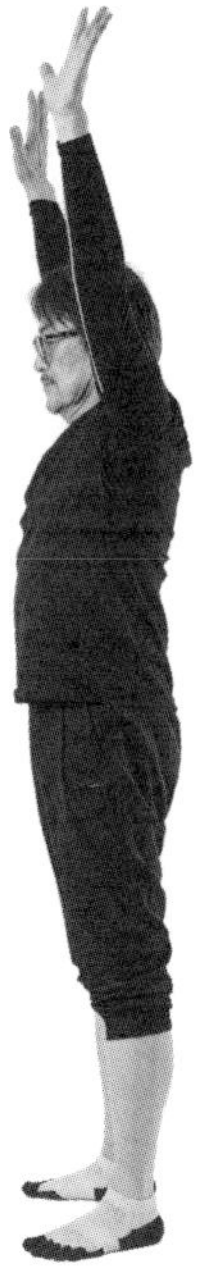

1

手のひらを前に向けて真っ直ぐ上に伸ばす

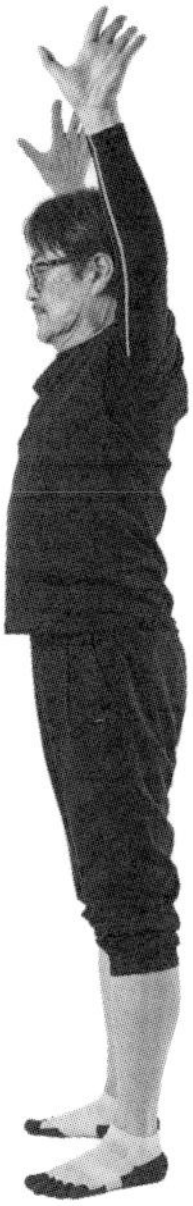

2

肘を後ろに引くようにして体側に沿って下げる

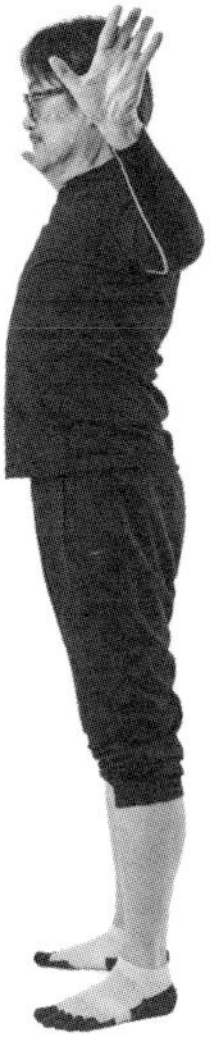

3

腕をできるだけ前に出さない。肩甲骨の間を狭める

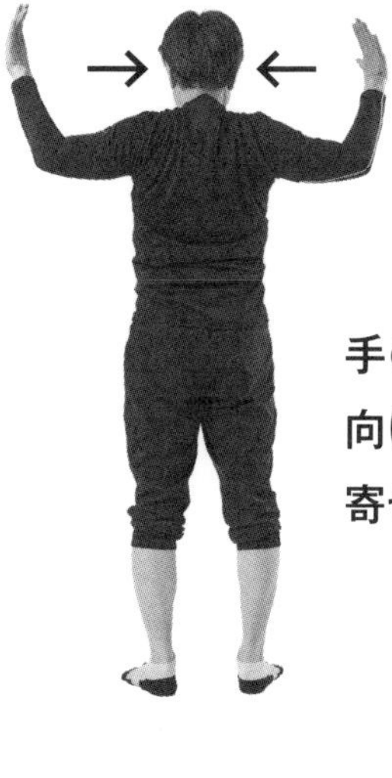

手のひらを外に向けて肩甲骨を寄せる

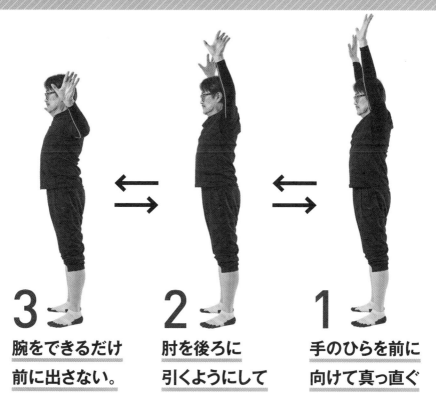

動的有酸素筋トレ②

肘固定スイング

10回

肘の高さを固定して、
両腕を左右に開く動きを繰り返す
肩甲骨の動的ストレッチ。
穏やかな有酸素運動と
胸・背中の筋トレが同時に行える。

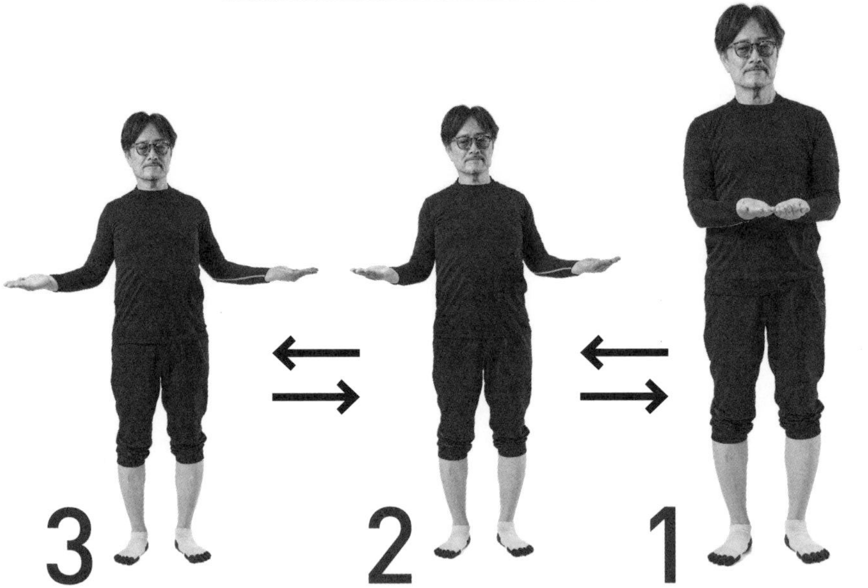

1
手のひらを上に向けて体の前で揃える

2
肘の高さを固定して両腕を開くと胸が伸びる

3
肩甲骨の間を狭めながらできるだけ真横に開く

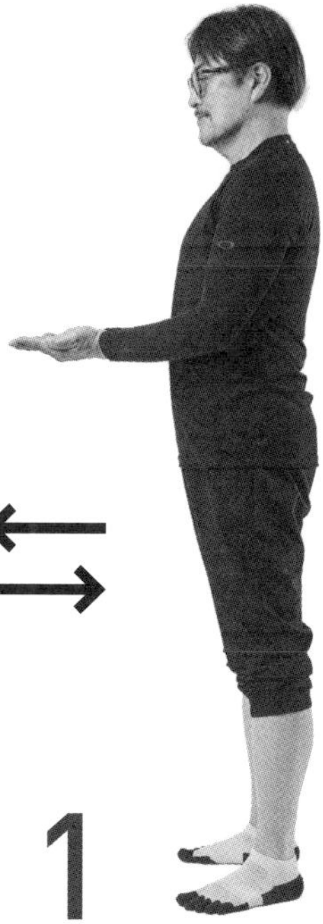

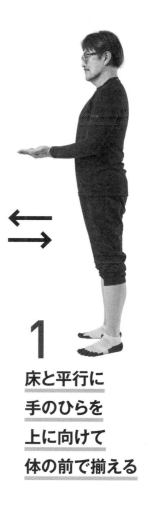

1

床と平行に
手のひらを
上に向けて
体の前で揃える

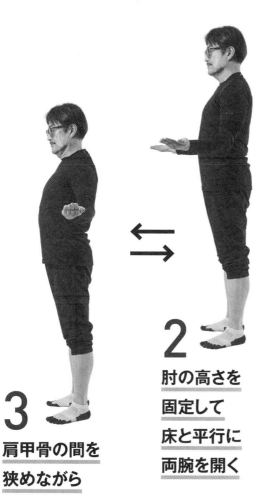

2

肘の高さを
固定して
床と平行に
両腕を開く

3

肩甲骨の間を
狭めながら
胸を開くように
できるだけ
真横に開く

動的有酸素筋トレ③

片脚スイング

左右それぞれ10回

壁に手をついて体を支え、
壁と逆側の脚を前に大きく振り上げ、
振り下ろした脚をそのまま後ろに振り上げる。
股関節周りの動的ストレッチ。筋トレにもなる。

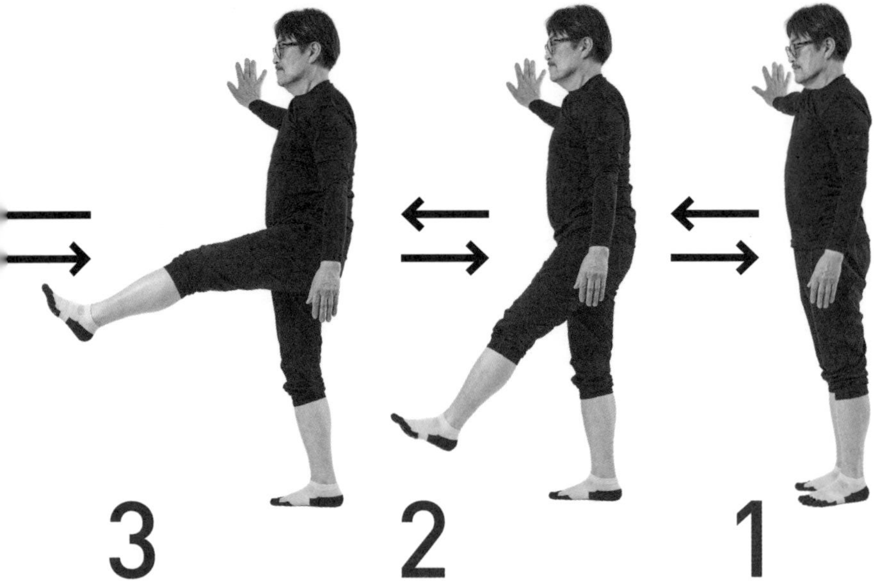

1
壁で体を支えて立つ。動かすのは壁と逆側の脚

2
骨盤を支点にして、片脚を振り出す。蹴るのではなく、力を抜いて振るイメージ

3
膝を曲げないように大きく振り出し、できるだけ高く上げる

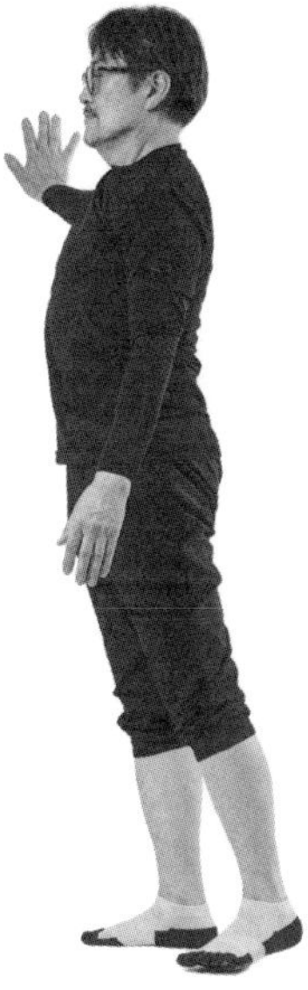

4

戻る脚の重さも利用して、後ろに振り出す動作に

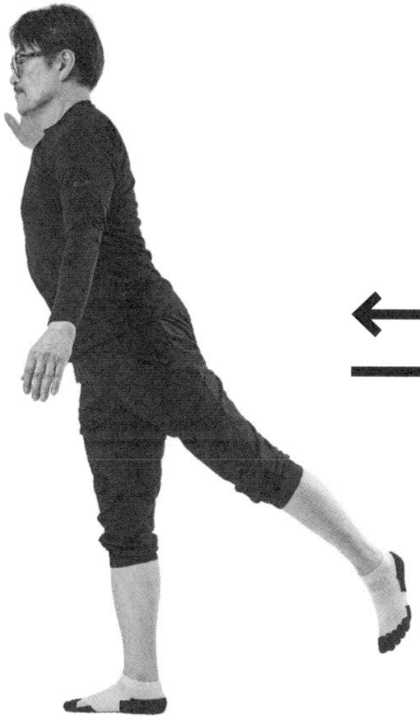

5

膝を曲げないように力まずにできるだけ大きく後ろに振り上げる

動的有酸素筋トレ④
つま先立ちウォーク

20回

足首周りの筋トレになり
捻挫、転倒予防になる！

両足つま先で立ち、その場で足踏み。
背中を伸ばし、軽く両腕を振り
呼吸を止めずに行う。
バランスを上手に取ろう。

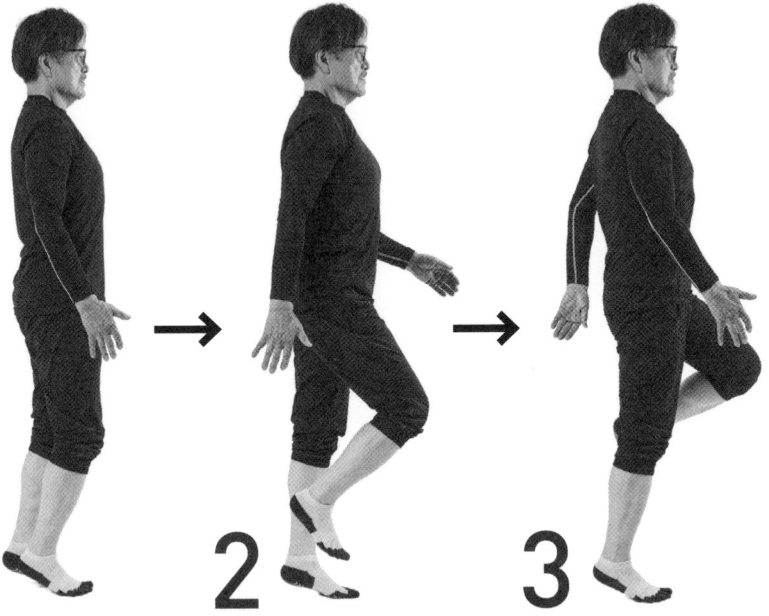

1
両足つま先立ちになる

2
両腕を軽く振りバランスを取りながらその場で足踏み

3
上半身をリラックスさせて背筋を伸ばす

足首の捻挫を予防し
転倒を防ぐ
大切な筋力をアップする
両足つま先立ち

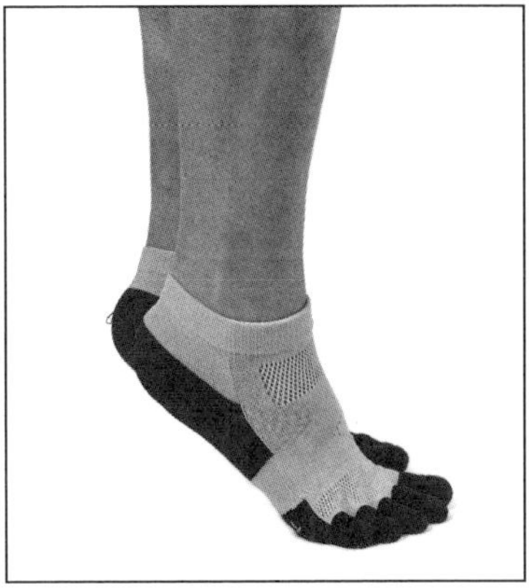

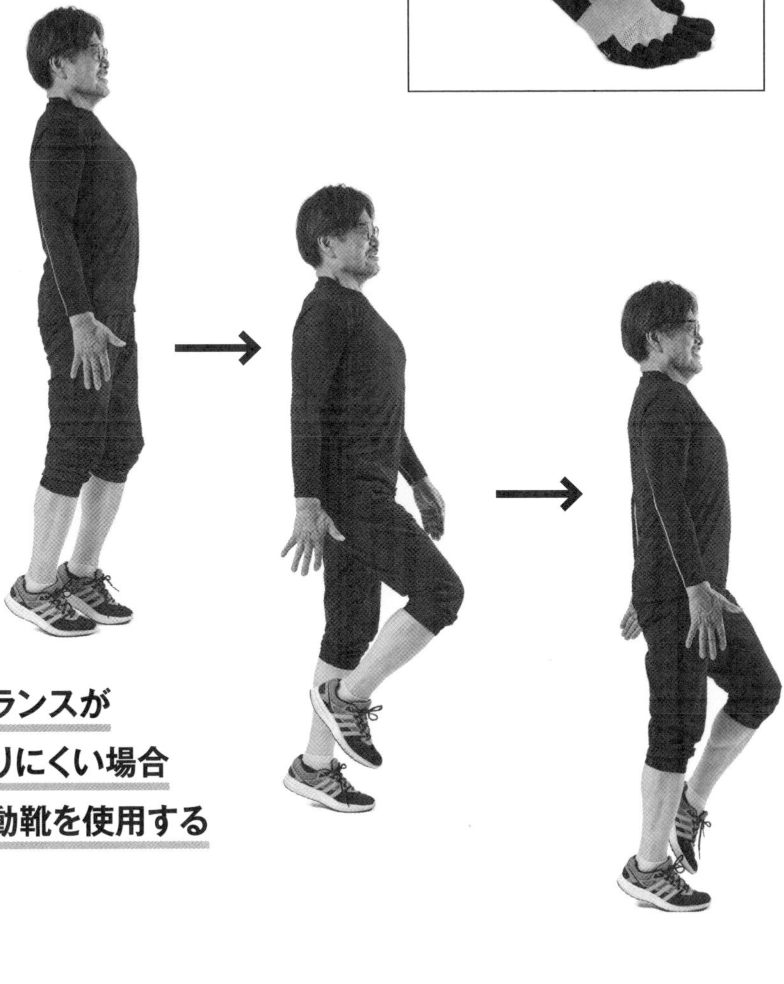

バランスが
取りにくい場合
運動靴を使用する

動的有酸素筋トレ⑤

踵立ちウォーク

20回

足首周りの筋力をアップし、
つまずきによる
転倒防止に効果大！

両踵で立ち、
軽く手を振ってバランスを取り、
その場で足踏みをする。

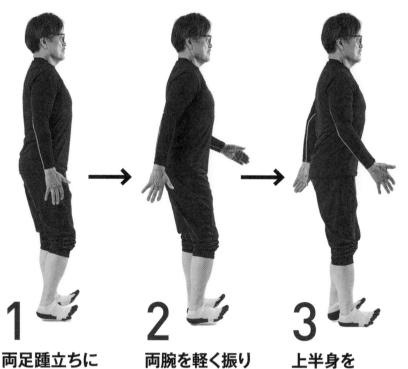

1

両足踵立ちになる

2

両腕を軽く振りバランスを取りながらその場で足踏み

3

上半身をリラックスさせて背筋を伸ばす

つまずいての
転倒防止に大切な
筋力アップ

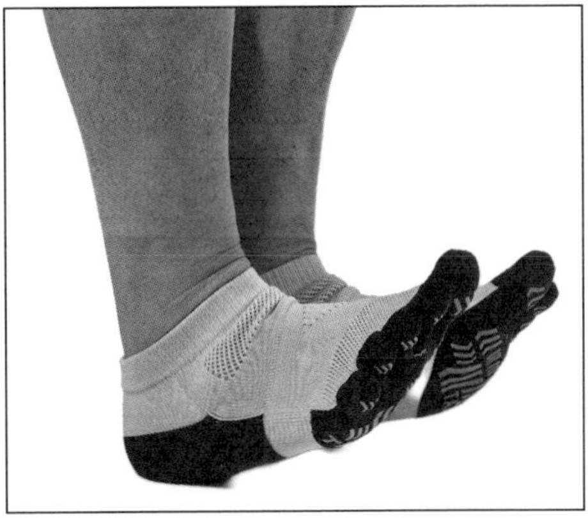

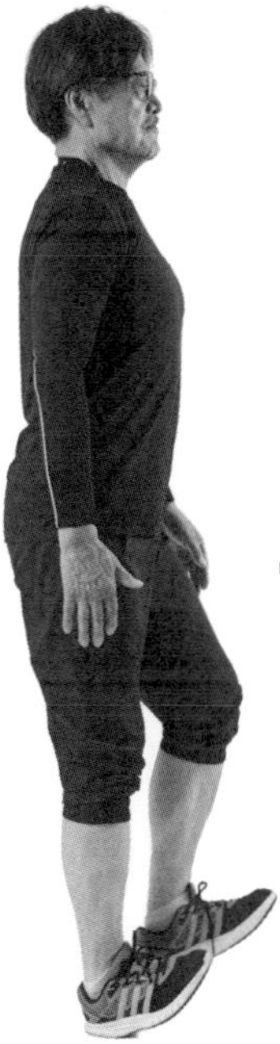

バランスが
取りにくい場合
運動靴を使用する

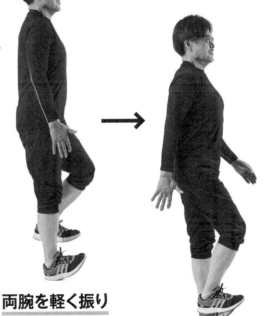

両腕を軽く振り
バランスを取りながら
その場で足踏み

動的有酸素筋トレ⑥

両手前後打ち合わせ

前後に10回

肩幅で真っ直ぐに立ち、
両手を体の前後で打ち合わせる。
肩と胸の柔軟性が求められる。

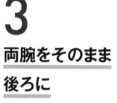

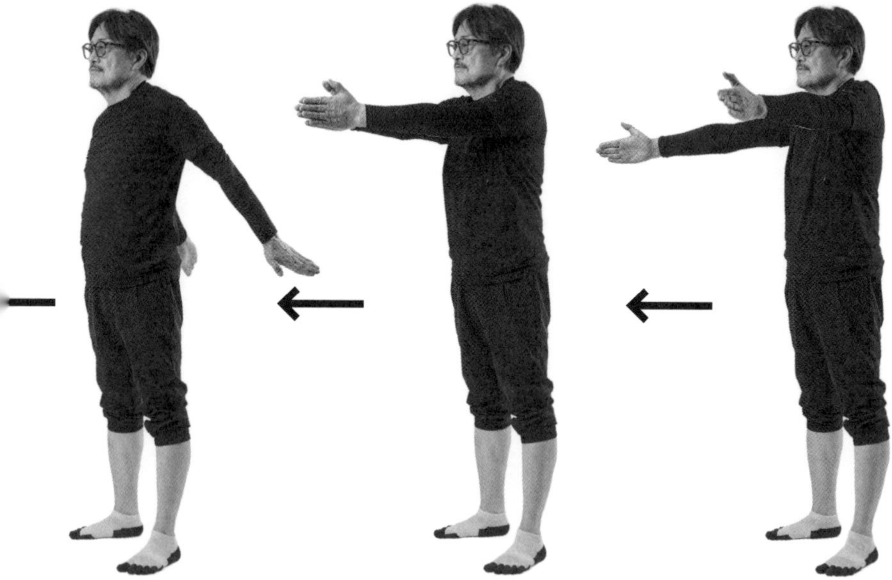

1
両腕を肩の高さに上げる

2
体の前で両手を打ち合わせる

3
両腕をそのまま後ろに

NG

体の後ろに腕を上げようとして、無理をして腰を曲げない。できるだけ上半身は真っ直ぐのまま腕を上げる

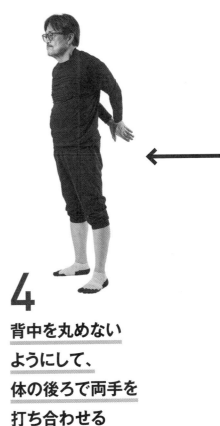

4

背中を丸めないようにして、体の後ろで両手を打ち合わせる

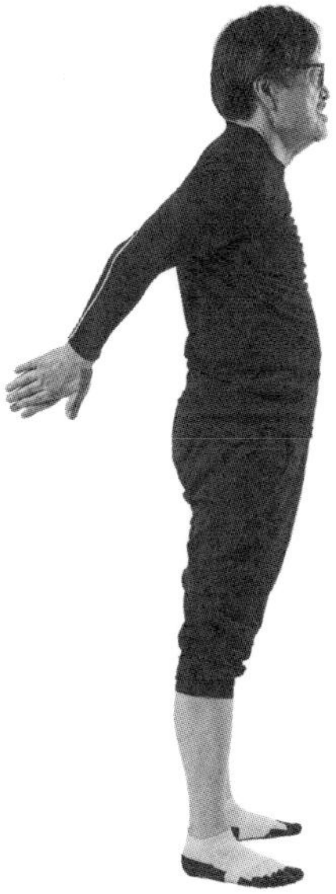

体の真後ろで両手を打ち合わせ素早く前に戻す

動的有酸素筋トレ⑦

上体捻り

左右に10回

脚を肩幅に開いて真っ直ぐに立ち、
両腕を開いて左右にできるだけ大きく振り、
体の中心を軸にスムーズに回転させる。

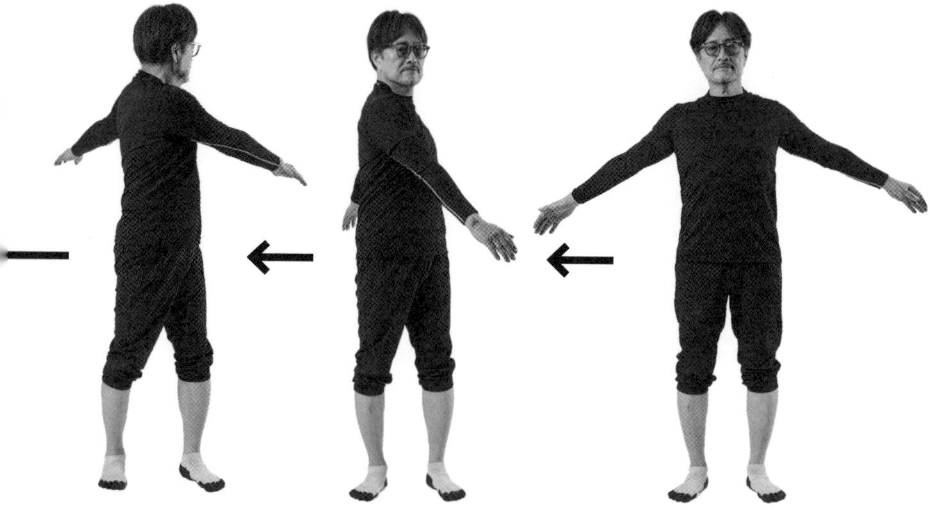

1
両脚を肩幅に開いて立ち両腕を広げる

2
腕と上半身を振り出す

3
体の中心を軸に大きく振り切る

肩の力を抜いて、体の中心を軸に「でんでん太鼓」のイメージで両腕を振り切る

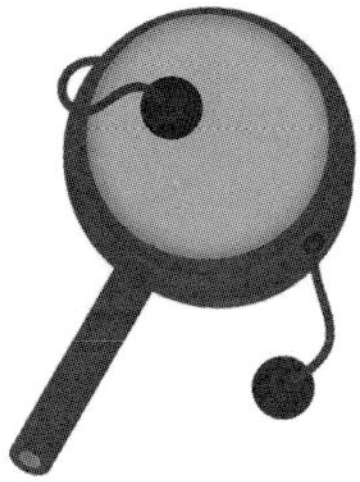

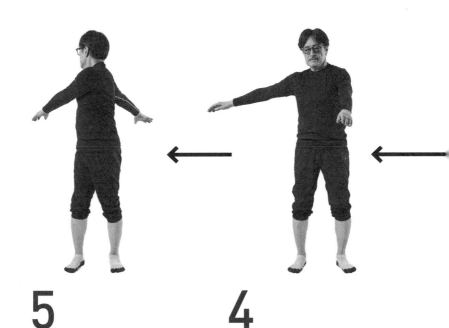

4
振り切ったところで、逆側に回す

5
逆側も振り切る

動的有酸素筋トレ⑧

膝曲げスクワット

10回

膝痛の予防効果がある!

両脚を肩幅に開いて立つ。
膝がつま先の方向に
真っ直ぐ前に出るように軽く腰を落とす。
膝の周りの強化と脚の筋力を高める。

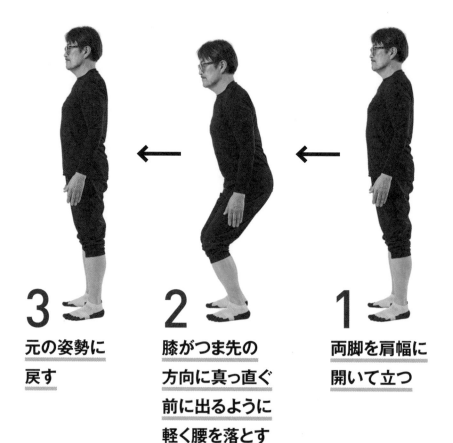

1

両脚を肩幅に開いて立つ

2

膝がつま先の方向に真っ直ぐ前に出るように軽く腰を落とす

3

元の姿勢に戻す

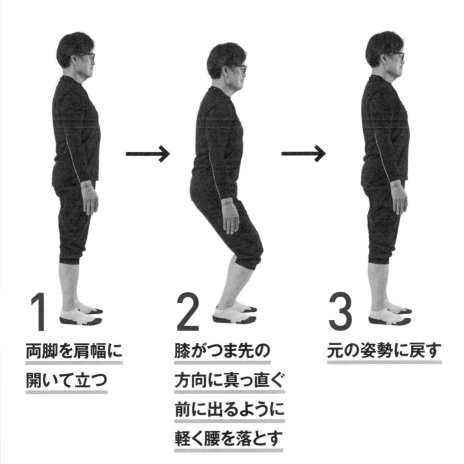

1

両脚を肩幅に開いて立つ

2

膝がつま先の方向に真っ直ぐ前に出るように軽く腰を落とす

3

元の姿勢に戻す

動的有酸素筋トレ⑨

お尻スクワット

10回

歩くことが楽になる
効果大!!

両脚を肩幅に開いて立つ。
膝がつま先より先に出ないように
お尻を突き出すように深く腰を落とす。
お尻周りの筋力強化になる。

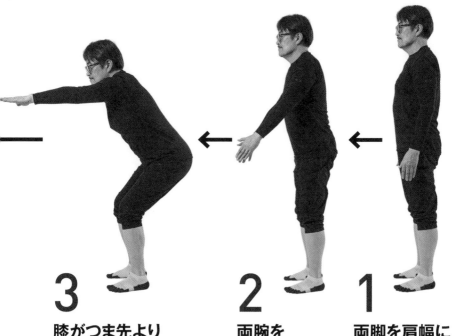

1
両脚を肩幅に
開いて立つ

2
両腕を
上げながら
腰を落とす

3
膝がつま先より
出ないように
お尻を突き出し、
深く腰を落とす

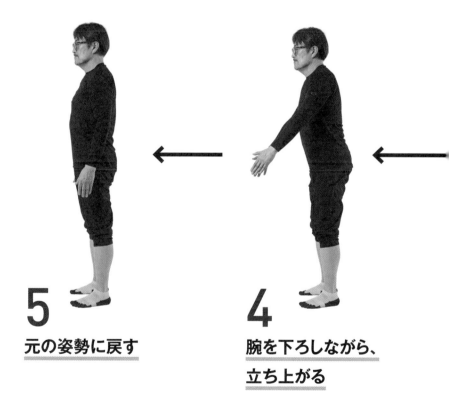

4

腕を下ろしながら、立ち上がる

5

元の姿勢に戻す

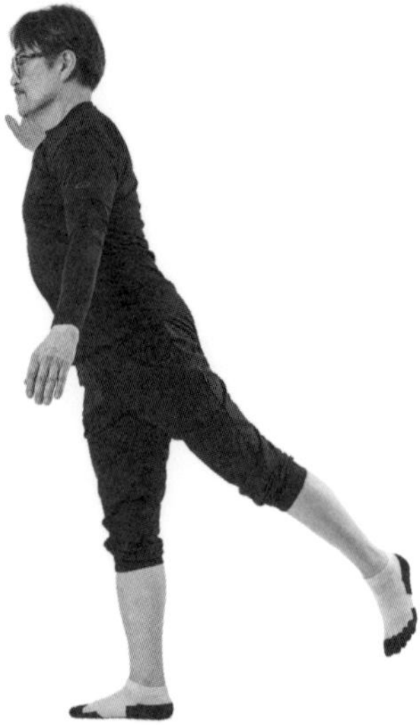

Part 6

正しい有酸素運動

立ち方も歩き方も間違っている

　公園などで、ウォーキングをしている人を見かけるが、正しく、美しく歩いている人を見かけることはまれだ。もとより、健康のために歩き始めた人は、不健康状態の改善のために歩いている。運動不足で不健康になった人は、運動不足で筋肉の柔軟性が不足し、筋力が不足、関節の可動域も不十分な状態。この状態で正しく歩くことは不可能だ。

　ひどい場合は、体が不自然に前傾し、また左右どちらかに傾いた状態で、必要な歩幅が取れず、つま先も上げることができない。胸を張れず首が前に出た状態で苦しそうに息をしている。

　果たして、その苦行のようなウォーキングで健康にたどりつくことができるのか、心配になってしまう。正しい姿勢が作れないまま歩いていると、膝や腰を痛めることになる。慢性的な障害を引き起こすこともあり、そうなると取り返しがつかない。健康になろうとして始めたウォーキングのはずなのに……。

正しい姿勢を取るには、最低限の筋肉の柔軟性と筋力が必要。関節の可動域がなければ、必要な歩幅をとることもできない。

まず、ストレッチを毎日行う。併せて筋力アップと、関節の可動域を広げるために動的ストレッチで、有酸素筋トレを行おう。

次ページで、正しい立ち方を紹介する。

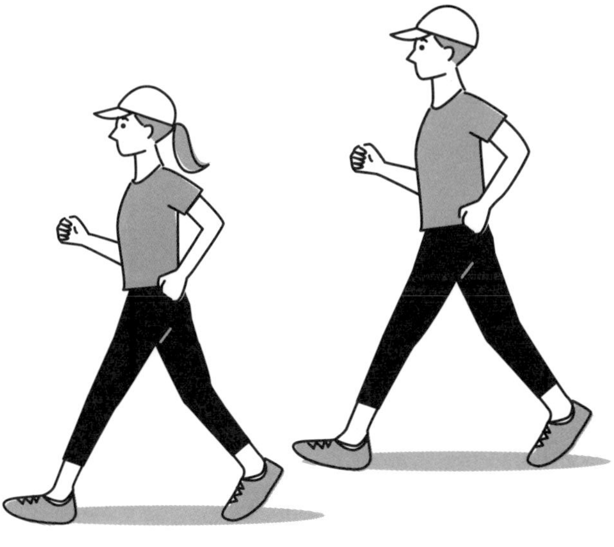

正しい立ち方のポイント

まず、正しい姿勢を作るには、最低限の柔軟性が必要なので、本書で紹介している静的ストレッチを行い、体の柔軟性を高めること。

次に足を肩幅に開き、体重をややつま先寄りにかけバランスを取る。息をお腹に入れ、静かに吐く。これを数回繰り返しながら、できるだけ上半身の力を抜き、最小の筋力で立つイメージで、膝をピンと張らずに、お尻を軽く締め、自然な腰の曲線を保つ。腰を反らすような姿勢は避ける。

肩甲骨を軽く引き寄せ、背筋は伸ばす。肩甲骨を引き寄せ背中を真っ直ぐに保つ。耳、肩、腰骨、くるぶしが一直線になるようにして、重心は足の親指の付け根と踵の中間に落ちるようにする。

こうして出来上がる姿勢が「自然体」と呼ばれるもの。無理をしないで、楽に立てるので、歩く動作にもスムーズに移行できる。

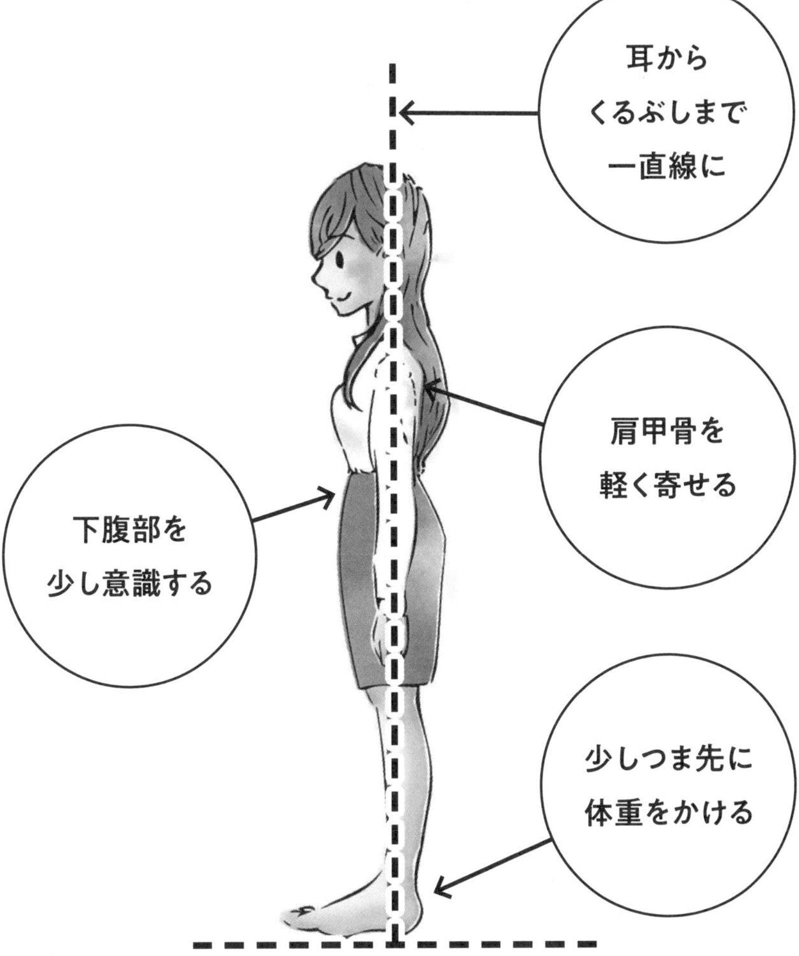
耳から
くるぶしまで
一直線に
肩甲骨を
軽く寄せる
下腹部を
少し意識する
少しつま先に
体重をかける

正しい歩き方のポイント

まず、前ページにあるように正しい姿勢を作るには、最低限の柔軟性が必要なので、本書で紹介している静的ストレッチを行い、体の柔軟性を高めること。次に歩き出す前に正しく立つために、まず静的ストレッチをしっかり行い、筋肉の緊張を緩める。次に、動的ストレッチを軽く行い、体に動き出すスイッチを入れる。

水分の補給は、歩き出す前、途中、終わってからも十分に行うこと。脱水による熱中症を防ぎ、翌日に疲れを残さないためにも大切だ。

自分の足に合った歩きやすいウォーキングシューズを履き、衣服は、動きやすく、吸湿性や速乾性に優れた素材のものがおすすめ。

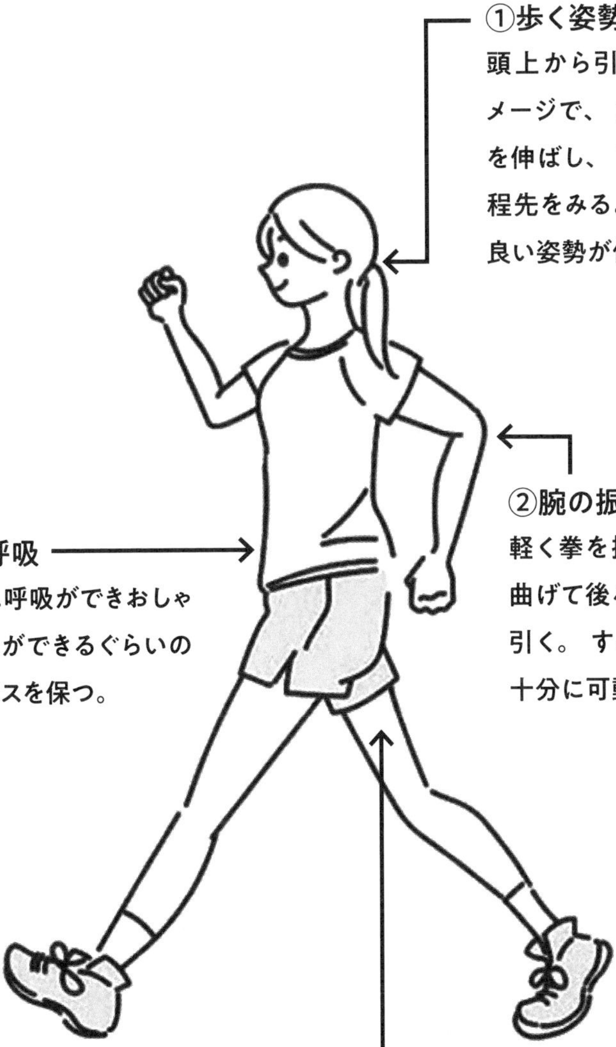

①歩く姿勢

頭上から引っ張られるイメージで、力まずに背筋を伸ばし、下を見ず10m程先をみるようにすると、良い姿勢が保たれる。

②腕の振り

軽く拳を握り、両肘を曲げて後ろにしっかりと引く。すると肩甲骨が十分に可動する。

④呼吸

楽に呼吸ができおしゃべりができるぐらいのペースを保つ。

③足の運びと歩幅

ストレッチを行い腕をしっかり引いて歩けば、その人に合った歩幅になる。

ストレッチで蘇る体！

編著　酒井 均

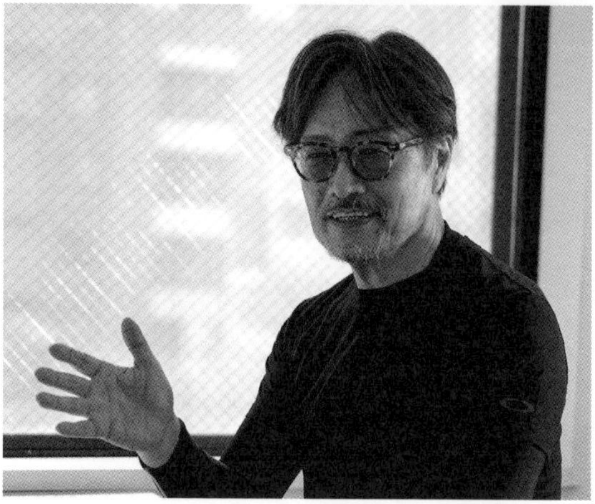

**運動不足で、ひどい腰痛に。
血圧上昇による動脈硬化で
狭心症を発症、
さらに網膜変性症で、失明の危機。**

青山　コロナで、最も生活が激変したのが、働き盛りの人達。リモートワークで出社しなくなったため、それまで最低限の運動として行っていた、通勤でのウォーキング、階段上りをしなくなりました。

酒井　シニア層も集団でのイベントがなくなったため、例えばスポーツジムや健康体操などで定期的な運動を行っていたものがほぼゼロに。そのために失われた体力・健康の損失は思っていたよりも大きい。私も運動不足で、ひどい腰痛になり、血圧も上昇。高血圧が原因で目の網膜が変性し、危うく失明するところでした。

青山　自宅仕事で太陽光線を浴びなくなったことで、精神的なトラブルを抱える人も多いように思います。座ったままでの仕事は、当然血流を悪くする。歩くことが健康に良いとされていても、目的・目標がないと実行に移せないものです。

本書で勧めている家にいながらの静的ストレッチ、動的ストレッチはとても効果的です。

酒井　もともと、趣味で体を動かすことが習慣だった私も、自分が狭心症になって初めて自分が深刻な運動不足状態だったことに気がつきました。

感染症対策のリモートワークに自主隔離。通勤で歩くこと、階段の上り下り、最低限の運動機会も失っている。

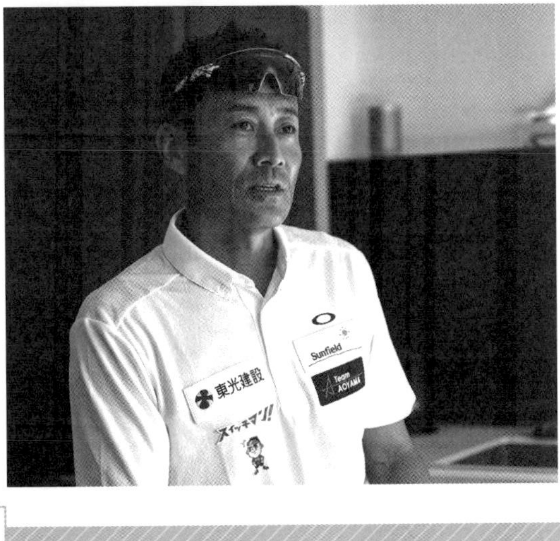

監修

青山　剛

ストレッチと有酸素運動で血管を若くしなやかに！

青山　パーソナルコーチの経験上、体が硬い人ほど、ケガをしやすいし、病気にもなりやすいように思います。専門家ではありませんが、体が硬い人は、免疫力が低く、風邪などにもかかりやすい。柔軟性がある人ほど、病気にもなりにくいし、回復も早いという印象・実感があります。柔軟性と言っても、競技者と同様である必要はなく、Ｐａｒｔ４で紹介した柔軟性チェックでの指標を目指せば十分。日々ストレッチを行っていれば誰でも達成できる目標です。

酒井　本書では、静的ストレッチと動的ストレッチを紹介しています。静的ストレッチは、体の柔軟性を高めるという役割。動的ストレッチは、運動不足の私のようなシニアにとっては、筋トレと有酸素運動を兼ねたものとして紹介しています。

青山　私にとって、静的ストレッチは、慌ただしい日常の中で、心を整える大切な時間。どんなに忙しい時にも行う45分間のストレッチが、心を整理し、困難な状況でも自分を支えてくれました。動的ストレッチは、体と心にスイッチを入れる役割。走ったり、泳いだり、自転車に乗ったりして、本格的に体を動かす準備として欠かせません。

酒井　私のように心疾患を患ってしまった人は、まず病院の診察・治療を受けた後の話になりますが、運動不足で、体調が悪い人は、まず静的ストレッチで体と心の準備。次に室内での有酸素運動と筋トレを兼ねた動的ストレッチで、運動に耐えられる体作りを行い、次のステップがウォーキングや水泳などの本格的な有酸素運動ですね。ストレッチと有酸素運動で血流を改善し、血管の若返りを本格的に目指したいと思います。

本格的に動ける体を作るには、まずストレッチを習慣に。次に動的ストレッチで、有酸素筋トレ！

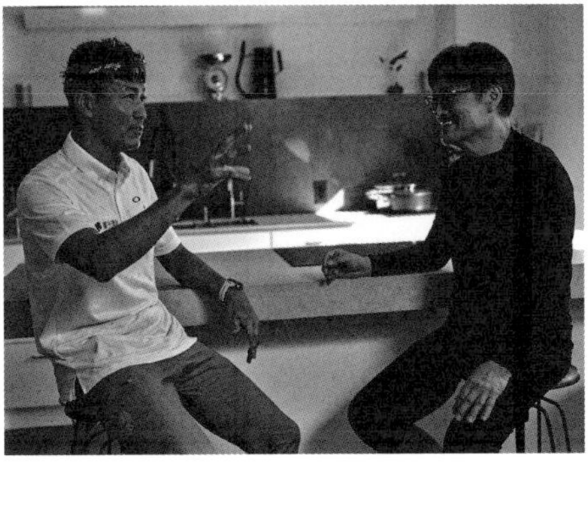

一日10分！癖になる

「ストレッチ＋有酸素筋トレ」

10分間メニューは、
・静的ストレッチ5分（5種目）
・動的ストレッチ＆
動的有酸素筋トレ5分（5種目）
での構成となる。

1分1種目を目安に、しっかりと休みながらひとつひとつ丁寧に行おう！

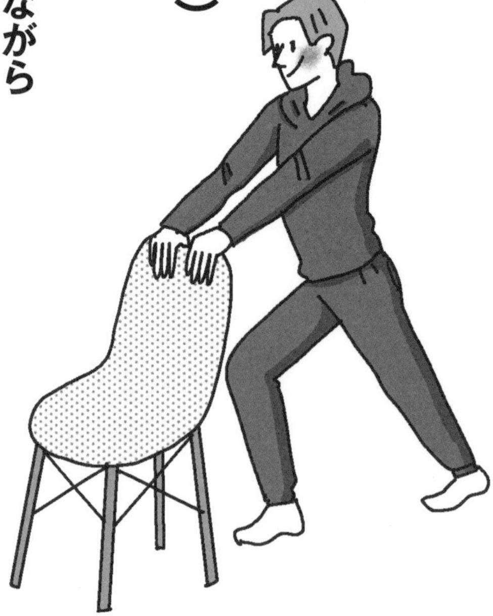

上半身	静的ストレッチ	① 首伸ばし（椅子でストレッチ①）
		② 胸伸ばし（椅子でストレッチ②）
		③ 肩伸ばし（テーブルでストレッチ①）
		④ 肩と背中伸ばし（テーブルでストレッチ②）
		⑤ 胸・肩伸ばし（壁を使ってストレッチ①）
	動的ストレッチ	① 両腕上げ下げ（動的有酸素筋トレ①）
		② 肘固定スイング（動的有酸素筋トレ②）
		③ 両手前後打合せ（動的有酸素筋トレ⑥）
		④ 上体捻り（動的有酸素筋トレ⑦）
		⑤ 肩甲骨ほぐし（キッチンで動的ストレッチ⑤）
下半身	静的ストレッチ	① ふくらはぎ伸ばし（椅子でストレッチ③）
		② 腿裏伸ばし（椅子でストレッチ④）
		③ 前腿伸ばし（壁を使ってストレッチ②）
		④ お尻伸ばし（ソファーでストレッチ③）
		⑤ 腰捻り（ソファーでストレッチ⑤）
	動的ストレッチ	① カカト上げ（キッチンで動的ストレッチ①）
		② 膝曲げスクワット（キッチンで動的ストレッチ②）
		③ お尻スクワット（キッチンで動的ストレッチ③）
		④ 片足スイング（動的有酸素筋トレ③）
		⑤つま先立ちウォーク（動的有酸素筋トレ④）

血管年齢も若返る!
血流改善ストレッチ

2023年9月12日　第1刷発行

監　修　　青山 剛
編　著　　酒井 均
医療監修　山本雅人
発行人　　蓮見清一
発行所　　株式会社宝島社
〒102-8388
東京都千代田区一番町25番地
電話　営業：03-3234-4621
　　　編集：03-3239-0927
https://tkj.jp
印刷・製本　サンケイ総合印刷株式会社

Printed in JAPAN
ISBN 978-4-299-04620-8

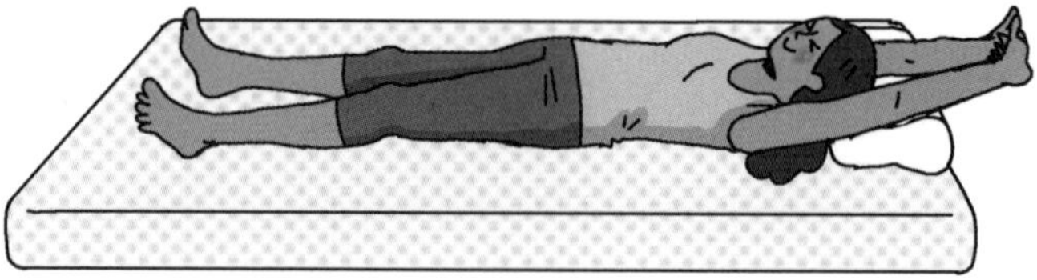